美容整形外科临床中医学美学的应用

庄　惠　著

云南出版集团公司

云南科技出版社

·昆明·

图书在版编目（CIP）数据

美容整形外科临床中医学美学的应用 / 庄惠著. --
昆明：云南科技出版社，2017.12（2024.10重印）
ISBN 978-7-5587-0945-6

Ⅰ.①美… Ⅱ.①庄… Ⅲ.①美容－整形外科学－医
学美学 Ⅳ.①R622

中国版本图书馆CIP数据核字(2017)第322557号

美容整形外科临床中医学美学的应用

庄惠　著

责任编辑：王建明　蒋朋美
责任校对：张舒园
责任印制：蒋丽芬
封面设计：张明亮

书　　号：978-7-5587-0945-6
印　　刷：长春市墨尊文化传媒有限公司
开　　本：880mm×1230mm　　1 / 32
印　　张：6.875
字　　数：190千字
版　　次：2020年8月第1版　2024年10月第2次印刷
定　　价：78.00元

出版发行：云南出版集团公司云南科技出版社
地　址：昆明市环城西路609号
网　址：http://www.ynkjph.com/
电　话：0871-64190889

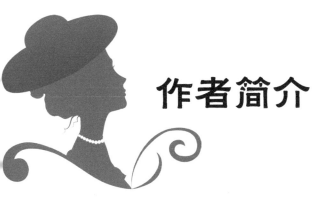

作者简介

庄惠，女，出生于 1963 年 01 月 04 日，汉族，籍贯：云南昆明，大学本科学历，副主任医师；1984 年 7 月毕业于昆明医学院医疗系，1991 年 8 月至 1993 年 1 月先后在北京医科大学三院成形科及中国医学科学院整形外科医院进修学习，曾在云南美健整形美容医院工作，任理事、科主任，从事整形美容外科工作 26 年，现就职于云南省第二人民医院暨云南省红十字会医院 (昆明医学院第四附属医院)；主要研究美容整形外科临床医学，对 A 型肉毒素治疗，眼部整形，乳房整形等；擅长皮肤整形美容诊断、手术、治疗。2004 年参编出版《美容整形外科学》，撰写的《腭裂修复术前后中耳功能的临床观察》《耳廓瘢痕疙瘩的手术及曲安奈德综合治疗的临床分析》《面部多发性基底细胞癌 1 例》《9 例眉尾颞额缝表皮样囊肿的临床分析》《皮下汗腺清除腋臭手术及并发症的防治》等多篇学术文章分别在《现代口腔医学杂志》《临床医学》《中国医师杂志》《中国临床实用医学》等医学杂志上发表。现为中国医师协会整形外科专业会员，并被选为云南省医师协会《美容与整形医师分会》第一届委员会委员。

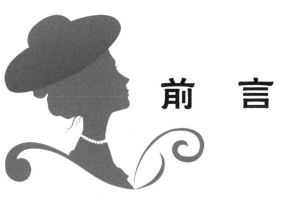

前　言

　　随着中国经济的迅猛发展，人们的生活水平大大提高。除了温饱问题以外，人们想的最多的便是"容貌美"了。追求"美"是人类的天性，美容外科中的"面部改善"和"体型雕塑"等诸多成果让人们体会到"青春常驻"的效果。

　　本书主要包括7章内容，主要是医学美学基本知识、肉毒素注射、眼整形术的基本原则和基本技术、上睑下垂、重睑成形术、乳房下垂、乳房缩小整形术。书中附有部分美容手术操作及手术并发症的照片，图文并茂，专业指导性强，以增加读者的感性认识。

　　在本书的撰写过程中，撰写人员本着高度负责的态度和精神，通力合作，力求达到科学性、先进性和实用性。撰写过程中参阅了许多其他相关专业的书籍，在此表示感谢。

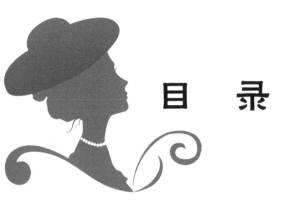

目　录

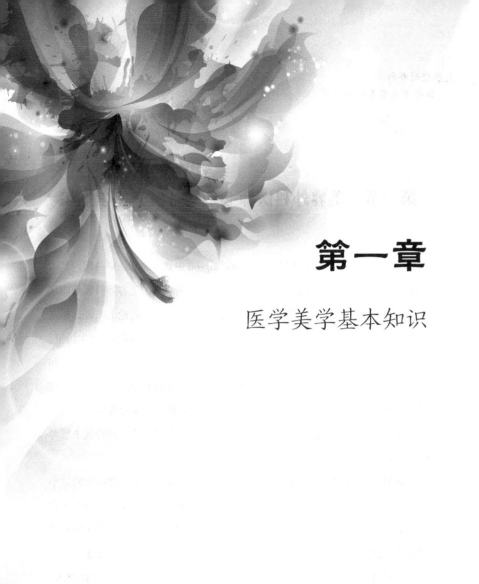

第一章

医学美学基本知识

第一节　美容外科医师必须具备医学美学知识

在美容外科医师的英译用词 aestheticsurgeon 中就有 aesthetic 一词，其本意是"美学的"或"审美的"。这就意味着，一名真正的美容外科医师应该是一位熟练地运用美学知识用于临床实践的外科医师。从理论上来说，称之为"美学外科医师"或"审美外科医师"也许更为确切（只因在现实生活里，已被约定俗成地称为"美容外科医师"而已）。可见，美容外科医师学习和掌握美学与医学美学知识是必要的。因此，我国整形外科学创始人之一宋儒耀于 1986 年在北京主办的一次国际性学术会议被称为"整形外科美学研讨会"是有道理的。这是我国现代医学界将"医学"与"美学"结合起来思考医学问题的早期范例之一。

1994 年，我国学者何伦提出："科学、技术与美学是美容医学的三个要素。"他还认为："美容医学之所以区别于其他的临床医学，关键在于它所含美学要素的多寡。"我们认为这是千真万确的。而且美容外科医师是美容医学专业技术人员的典型和代表，自然这就是美容外科医师的知识结构中缺一不可的"三大要素"。据此原理，何氏选用一种美容外科手术"隆鼻术"来阐明其观点（表 1–1）。

表 1-1　隆鼻术的科学、技术、美学要素

种类	内容
科学方面	鼻的解剖结构、鼻形态人类学、假体的稳定性等
技术方面	术式、径路、手术操作技巧（分离骨膜、置放假体）等
美学方面	鼻形态美学、鼻形态缺陷判断、鼻假体设计等

从表 1–1 关于隆鼻术的科学、技术和美学三要素的分析可见，如果舍去

其中美学要素，仅留下科学要素和技术要素，所谓美容医学或美容外科学就名不副实了。

为了促使"医学"与"美学"的系统性结合，有效地指导各种医学审美实施，特别是美容医学实施，20世纪80年代初以来，我国一些临床医学专家和理论医学专家与美学家结合起来共同探讨这两者的系统结合，率先提出了"医学美学"的概念，并于1988年由天津科学技术出版社出版了由邱琳枝、彭庆星主编的我国第一部医学美学专著。此后，其他版本的医学美学著作及其相关著作相继出版，从而揭开了医学美学这一新兴医学交叉学科发展的序幕。

当代医学美学的系统研究和学科形成，为广大医学工作者，特别是美容医学技术人员学习和掌握美学知识提供了捷径。同时由于医学美学一系列理论的问世，特别是关于"医学人体美"理论的提出，一些早已萌芽于各临床学科的以"医学人体美"为对象的分支学科，如美容外科、美容皮肤科、美容牙科、物理美容、中医美容等，顺理成章地组合成了"美容医学"这一整体性学科，并在近年内得到飞速的发展。因此，对一个现代美容外科医师来说，学习和掌握医学美学基本知识，加强美学修养，具备医学美学素质，十分必要，乃大势所趋。

第二节　医学美学的定义、对象和内容体系

一、医学美学的定义和对象

医学美学是运用美学原理来研究和探讨医学领域中的美及审美的一般规律的学科，即一门维护和塑造人体美的科学。该学科期待人类在确保身心健

康的基础上，实现"健"与"美"的统一，期待实现人与自然、人与社会、人与人的和谐状态的更高目标，以达到"尽善尽美"的崇高境界。

医学美学既具有医学人文学科性质，又具有医学技术学科性质。它之所以具有医学人文学科性质，是由它与传统美学的亲缘关系所决定的；之所以又具有医学技术学科性质，则是由它的医学应用技术的广泛性特征所决定的，人们可以把它应用在人体各部分的医学美容方面，也可以把它应用在预防、康复及临床各科的医学实践中，还可应用在护理、药学和医院管理等更广泛的领域。众所周知的美容医学实施，是具体运用医学美学原则的典范性学科。

医学美学的学科对象是医学领域中的一切美和审美。这里所谓"医学领域中的一切美"就是"医学美"。医学美是医学审美的基本对象，它主要包括两个方面：一是人体美及其健康之美，即医学人体美；二是维护、修复和塑造医学人体美的一切医学现象，包括有助于增强医学人体美的医学技术实施、医学审美理论、医学审美行为、医学审美环境和医学审美关系等。就是说，医学人体美概念的内涵已经成为医学美学概念之内涵的核心，如果否定这一核心，医学美的概念将不复存在，医学美学研究和实施的对象也无处寻觅。

二、医学美的基本形态与医学美学的内容体系

根据上述分析，医学美的基本形态大体可分为以下 5 类：

（1）医学人体美（即人体健康之美）。这是医学美的核心，属现实美形态，具有自然美和社会美两重性特征。

（2）医学科学技术美，含医学科学美、医学技术美、医学理论美和医疗效果美等亚形态。

（3）医学职业美，含医学行为美、医疗语言美和医学关系美等亚形态。

（4）医学环境美。

（5）医学艺术美。

医学美的上述 5 种基本形态，决定了医学美学的学科内容体系包括原理

（基础理论）、医学技术美学、医学艺术美学、医学环境美学和医学职业行为美学 5 大系列。

三、美容医学与医学美学

如同临床医学、预防医学和康复医学那样，美容医学也属于应用医学领域中的一门独立学科。在上述整体学科框架中，美容医学学科中的美学基础和美学实施均属于医学美学的应用技术系列分支学科之一。

美容医学，又称医学美容学。如果说，医学美学是从整体上对现实生活中具有内在美和外在美的多层次人体美进行系统研究和实施的话，那么美容医学则分担着其中的人体之外在美及其审美方面的研究和实施。因此，美容医学是一门以人体美理论为指导，采用各种医学手段与美学手段的结合来维护、修复和塑造人体的外在美，以提高人的生活质量，增进人的生命活力美感为目的，以应用为特征的新兴医学新学科。

美容医学的学科对象是以求美为目的的就医人群，称"美容就医者"。其学科任务是帮助"美容就医者"维护、修饰和塑造容貌美和形体美。这是它不同于临床医学、预防医学和康复医学等医学学科的本质特征。

美容医学整体学科的基本分支有美容外科学、美容皮肤科学、美容牙科学、美容中医学、美容医疗技术、美容保健技术、美容临床心理学及医学审美技能等。

第三节　医学美学基本概念

一、"美"的概念

美，既是美学领域中最基本的概念之一，又是日常生活中的一种最常见的现象。它在不同的应用环境中有着不同的含义。在日常生活中，广义的美有两种含义：一是当人们在一定的情感条件下感受到某种诱发人的感官以愉悦的物质形式时，往往赞之曰："真美呀！"二是当他人感受到某人的一种良好的伦理表现时，也赞之曰："这人真好！"即一种"善"。从广义上说，"美"是一切真善美在人的直觉中的高度集合。

从汉语同源上看，广义之"美"的原始形态有两种解释：一种认为原始人以"羊大好吃为美"，它说明美与人的感性共同存在，与满足人的感性需要和享乐直接相关。同时，原始人常常戴着羊头舞蹈，以示人际间的礼仪和友善，以"羊人"为美，从而导引出"善"意。另一种解释认为，在我国古象形文字里，"美"字表示人头上加饰羽毛的样子，所谓"以毛羽饰加于女首为每，加于男首为美"。"美"与"每"的原始含义相通而又有别。鲁迅先生也曾风趣地说过"每"字是"戴帽子的太太"。两种解释，何者为准，暂不必究。但两者有个共同点，就是都可使人领悟到"美"与人的直觉天性间的一种血脉相承关系。

现代美学中的"美"，不是指的狭义的"优美"，而是泛指的广义的"美"，其严格的科学含义应是囊括优美（狭义的美）、壮美（崇高）、丑角、滑稽、荒诞、悲剧、喜剧等各种审美对象，即一切直觉及其对象的有机集合。

在西方美学中，最早明确广义之"美"的含义者是号称"美学之父"的德国理性主义者鲍姆嘉通。1735 年他在《关于诗的哲学沉思录》中首先使用了"aesthetics"这一具有"感觉学"含义的希腊文术语称"美学"。1750 年他又正式以此术语命名了他的专著《美学》第一卷，并科学地界定了 aesthetic（直觉及其对象，一切审美对象的总和，广义的"美"）与 beauty（优美，狭义的"美"）的区别，还界定了 aesthetic 与 senceofbeauty（美感）的区别。

二、医学美感与医学审美

美感，简单地说，就是审美主体在审美过程中最初形成的一种审美感受，即感知对象（审美客体）在人们头脑中的一种创造性反映，其特点是赏心悦目、心旷神怡、和谐宜人。它是人类所特有的一种社会心理现象。

美感也可分为狭义和广义。狭义的美感就是指审美感受。广义的美感则泛指审美意识活动的各个方面和各种表现形态，包含审美感受、审美趣味、审美能力、审美观念、审美理想等。广义的美感概念的核心也是审美感受。因此，通常人们多将美感理解为"审美感受"。

那么，什么是医学美感？医学美感是指医学审美主体在医学审美活动中产生的一种情感上的有助于身心健康的愉悦和乐趣。医学美感与一般美感的不同点主要在于：

（1）具有特定的审美主体——医者、患者和健康人群。

（2）具有特定的审美目的——防病、治病，增进健康，延年益寿，提高生命质量。

（3）具有特定的审美环境——医学审美环境。

（4）具有特定的审美实施手段——医学技术手段与一般审美手段的结合。

三、美感效应及其生理－心理学机制

关于美感效应及其生理－心理学机制的论述，首见于邱琳枝、彭庆星主编的《医学美学》专著中。时过 20 多年，意味犹新。

所谓美感效应，指人们在审美活动中出现的一系列生理心理学反应及其效果。

实验证明，随着美感的产生，机体的神经、呼吸、循环、消化、内分泌、肌肉和皮肤等系统都会发生一系列的变化。这些变化的机制问题历来是美学研究的基础课题之一，但当代医学美学的研究为此研究提供了新的科学依据。

朱光潜先生在《谈美书简》中就美感效应的生理学课题谈及"节奏感"和"移情作用"等概念。节奏是音乐、舞蹈和歌唱所共同具有的要素；同时人体中的呼吸、循环、运动等器官本身自然有规律的起伏流传也是一种节奏。我们称前者为"艺术节奏"，后者为"生理节奏"。如果这两种节奏相吻合，人就产生美感；吻合度越高，美感越强。这种最初形式的美感叫作"节奏感"。要是艺术节奏被破坏，人的生理节奏受干扰，节奏感就遭到破坏。

何谓移情作用？指人在聚精会神中观察一个对象（自然或艺术）时，通过"由物及我"或"由我及物"而达到物我同一，把人的生命和情趣转移聚注于对象的意境中，仿佛那些本无生命和情趣之外物也具有人的生命和情趣一样，犹如"天若无情似有情""不是春光胜似春光"之美感。

（一）大脑信息处理原理

大脑具有处理和贮存信息（其中包括声、光、色、形等和谐信息）的功能。实验证明，大脑细胞能在每一瞬间连续地将来自"五官感觉"的微小的"信息片断"（一种电信号）加以比较、分类和译码，由主管各种感觉的神经细胞分别编织成意念中的图像或音韵等，从而使人产生美感。

大脑在接收和处理各种形象信息之前，先由各相应的感官进行一系列的感知运动。20 世纪 70 年代初，国外有人对眼睛运动做过多次扫描观察，发现每个人都在大脑的控制下，用一种特有的方式瞄准自己感兴趣的各个"点"，并循着一定的路线由 A 点到 B 点以至其他点，最后形成一个完整的意念中的图像。

实验者认为，这样的线条图中的各个"点"和"角"，反映了图像的主要特征，是大脑用以存贮的一种"信息片断"，可供再认时的标记。

（二）脑波和谐原理

现代生理学家发现，美学环境对大脑的形象刺激与脑电波中的 β 波及其高低频的比值和谐与否有关。美国海斯博士的实验证明，人们无论看到什么物体，其形象信息都通过视神经传入大脑而产生 α、β、γ、δ、τ 5 种脑电波。凡是美的形象刺激时所测到的脑波多为 β 波，且 β 波高低频的比值近于 0.618。这是美学环境中的 0.618 在思维中的反应，是人产生"黄金分割"之和谐美感的生理学基础。

（三）自主神经协调原理

美感的产生，往往伴随着自主神经系统功能的平衡趋向的出现，呼吸、脉搏、血压和面色均进入生理常态。一旦美感被破坏，有时可能因焦虑、愤怒而出现心率加速、血压升高、呼吸加快、颜面充血或苍白等生理变化；有时也可能因忧郁、沉闷而出现心律失常、胃肠蠕动减慢、消化不良、尿频等生理变化。这些都是自主神经功能失调的表现。

（四）神经－体液原理

由大脑皮质、下丘脑、垂体等内分泌腺通过体液循环组成一个复杂的生理调节系统，叫做神经－体液调节系统。当美感发生时，这个系统的功能处于平衡状态；当美感被破坏并出现情绪反应时，往往肾上腺皮质激素、甲状腺素、生长激素、抗利尿素、儿茶酚胺等升高，而 5– 羟色胺的水平降低。这些生物化学物质浓度的变化，导致机体蛋白质分解，游离脂肪酸和胆固醇升高，糖及水、电解质代谢紊乱和内脏功能失调。美国学者登科发现：当人高兴地处于乐趣之中时，血液和关节液中的 β－内啡肽水平增高，机体处于常态；一旦失去乐趣而悲伤时，则 β－内啡肽水平降低，可能出现关节炎、痛风等病。

（五）免疫原理

美感的产生可因内分泌系统功能的平衡而增强免疫系统的功能，增强巨噬细胞、白细胞和淋巴细胞的活力，γ-球蛋白形成，使抗病能力增强。若美感受损，则出现情绪反应而导致这些免疫功能下降，使抗病能力减弱。

四、美的内容和形式的关系

任何客观事物都是一定的内容和形式的统一。美也离不开其所固有的内容和形式的相互依存、相互统一。但是，在具体审美对象的内容和形式的关系中，内容往往处于一种支配的地位，决定着这个审美对象的形式属性。一定的美的内容通过一定的美的感性形式反映出来，使之产生一种"宜人性"，以唤起人们对一定美的事物的愉悦感。例如，一名少女之所以美，一方面由于她以一种健康的朝气蓬勃的青春生命力为内容；另一方面由于她以那红润的脸色、匀称的身材、活泼的姿态为形式。一幅山水画之所以美，一方面由于它不仅以山、水、草、木、花、鸟等及其相互关系为内容，还由于它以那千姿百态、五彩缤纷的线条和颜色为形式反映出来。

美，离不开人和人的活动，离不开人的社会实践和人的生产、生活。美的内容由人的社会性所决定。任何美都是人类的丰富多彩的社会实践的反映，是客观世界的美好在人的意识中的反映。任何美都必须依赖社会而存在，它的内容必然具有明显的社会特征，往往表现为一定的时代性、民族性和阶级性。例如，中山装既不同于西装，也不同于古装；中国现代歌曲既不同于京剧，也不同于维也纳音乐。这就是美的不同内容的社会性所决定的美的形式。

五、形式美的概念和法则

美的形式是反映具体事物美的特定内容的外在形式。在美学上，被统称为"形式美"。

形式美包括"外形式"和"内形式"两个方面。外形式指材料的线、形、色、光、声、质等外形因素，内形式是上述因素按一定规律组合起来的完美表现内容的结构形式。

形式美通过人的感官给人以美感，引起人的特定想象和情感时，它就成为了审美对象。

形式美是按一定的格调和规则表现出来的，这就是所谓形式美的法则。诸如对称、均衡、和谐、整体性、节奏、黄金分割、多样性统一等。

对称：如果用直线把画面空间分为相等的两部分，它们之间不仅质量相同，而且距离相等。例如，中外各种古代建筑、教堂、庙宇、宫殿等都以"对称"为美的基本要求。人的形式构造的布局，在外部形态上也是对称的。人体骨架以脊柱为中线，垂直于地面，支撑着头部和身体；脊柱两侧连接延伸的骨骼的形状和数量也是相称的；人的四肢、五官及其排列，肌肉的走向等也是对称的。这种自然的对称，真是巧夺天工。倘若遭到了破坏，便是对美的破坏，并造成某种功能丧失而成为残疾，便会给生活带来不便，严重的将会失去劳动能力和生活自理能力。

均衡：对称的事物基本上是均衡的。也有些物体并不一定对称，但它仍然很美，那就是因为它还符合"均衡"的法则。例如，人体内的某些脏器虽不对称，但很协调，不会使人产生倚轻倚重的感觉。

和谐：审美对象各组成部分之间是处于矛盾统一之中的一种相互协调的状态，其基本要求是对称、均衡、相互呼应和衬托、色彩的调和悦目或音调的悦耳动听。

整体性：任何一个形象体系，无论是人体或艺术作品都必须具备整体性的原则，所谓"美中不足"，就是整体性受到破坏的一种表现。例如桌子缺角、门窗裂缝、书缺封面等都可使人感到美中不足。

节奏：是客观事物（包括大自然中的各种现象、人的生命和社会生活）或艺术活动的一种符合规律的周期性变化的运动形式。在现实生活中，人的呼吸、脉搏、血压等生理活动都是一些生理节奏。一旦改变人的生理节奏就会在一定程度上引起其情感节奏的变化；相反，人的生理节奏也往往受到心理情感变化的影响。艺术节奏是建立在人的生理节奏和心理节奏基础之上的，当音响、线条、色彩、形体等艺术节奏与人的生理、心理节奏相吻合时，就会引起欣赏者的生理感受或心理情感活动的相应变化，从而产生美感。

多样性统一：古希腊的毕达哥拉斯学派在揭示"黄金分割"的同时认为，美是多种数量比例关系和对立因素和谐统一的结果，即所谓"寓变化于整体"。多样统一的法则是对称、均衡、整齐、比例、对比、节奏、虚实、从主、参差、变幻等形式美法则的集中概括。它是各种艺术门类必须共同遵循的形式美法则，是事物发展的对立统一规律在人的审美活动中的具体表现。

第四节　黄金律的医学审美价值

黄金律，又称"黄金段""黄金数""黄金比"或"黄金分割"，由古希腊时代的毕达哥拉斯学派从数学原则出发所提出。它指事物各部分之间的一定比例关系为：设 A＞B，则 A：B＝（A＋B）：A，得结果 1.618：1 或 0.618：1。一般来说，按此种比例关系组成的任何对象都表现为有变化的统一，显示出其内部关系的和谐与均衡，因而不少美学家认为"黄金分割"是审美对象之所以美的重要形式美法则之一。这已在人体结构上得到充分的证实。例如，脸部的长宽比、躯干的长宽比、乳房所在位置之上下身段比、肚脐上下身段比等比例关系都近乎"黄金分割"之美。

黄金律的奇妙之处，还在于 1 除以 1.618 恰巧等于 0.618，而其他任何数字均无此特征。例如1除以1.718不等于0.718,1除以1.518不等于0.518……
1与0.618之差0.382 ：0.618也等于0.618（精确到0.001）。因此说黄金分割的值是1.618（长段：短段）或0.618（短段：长段），都是正确的。数学家们还发现，2：3或3：5或5：8等都是黄金比的近似值，并以分子、分母之和为新的分母而递增，即3/5、5/8、8/13、13/21、21/34、34/55、55/89……数字越大，其分子、分母的比值就越接近0.618,数学上将此称为"弗波纳齐数列"。根据这个数列规律，又可以从"线段"黄金比求出"面积"黄金比。人体黄金律的近似值常应用于美容外科实践中（图1-1）。

在线段上寻找黄金分割点的方法很多，最常用的是图1-1至1-3所示的方法。

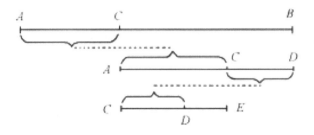

图 1-1 黄金分割
引自皮士《构图学》

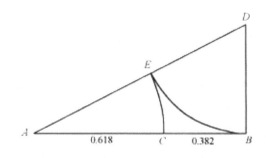

图 1-2 求黄金分割点的方法

过 B 点做 BD、AB 垂线，在垂线上截取 BD=1/2AB，连接 AD，以 D 点为圆心，以 DB 为半径画圆，交于 E。再以 A 点为圆心，AE 为半径画圆，交 AB 于 C，则 C 点即为线段 AB 的黄金分割点。

20 世纪 90 年代，我国学者孙少宣、彭庆星在研究黄金律与人体美的关系时，发现健美者的容貌外观结构中有 18 个"黄金点"（一条线段，短段与长段之比为 0.618 或近似值的分割点）、15 个"黄金矩形"（宽与长之比为 0.618 或近似值的长方形）、6 个"黄金指数"（两条线段，短段与长段之比为 0.618 或近似值的比例关系）和 3 个"黄金三角"（腰与底之比为 0.618 或近似值的等腰三角形，其内角分别为 36°、72°、72°），现分述如下。

一、黄金点

脐点（1）头顶—足底之分割点。

风市穴点（2、3）双手自然下垂，中指尖所处的部位，为足底—头顶之分割点。

喉结点（4）头顶—脐之分割点。

乳头点（5、6）乳头垂直线上，锁骨—腹股沟之分割点。

肘关节点（鹰嘴）（7、8）肩峰—中指尖之分割点。

膝关节点（髌骨）（9、10）足底—脐之分割点。

眉峰点（11、12）眉毛外 1/3 与内 2/3 之分割点。

眉间点（13）发缘点（前额发际中点）—颏下点连线，上 1/3 与下 2/3 之分割点。

鼻下点（14）发缘点—颏下点连线，下 1/3 与上 2/3 之分割点。

口裂点（上、下唇闭合时口裂的中点）（15）鼻下点—颏下点连线，上 1/3 与下 2/3 之分割点。

颏上点（颏唇沟正中点）（16）鼻下点—颏下点连线，下 1/3 与上 2/3 之分割点。

口角点（17、18）正面观，上、下唇移行在口裂外侧端相连的面部横线，左（右）1/3 与对侧 2/3 之分割点。（图 1-3）

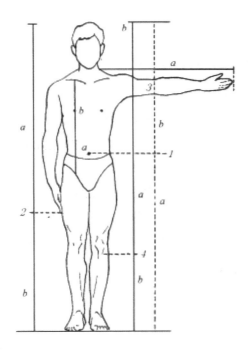

图 1-3 黄金点

二、黄金矩形

躯干轮廓（1）肩宽与臀宽的平均数为宽，肩峰至臀底间距为长。

手部轮廓（2、3）手指并拢时，掌指关节连线为宽，腕关节至示指尖间距为长。

头部轮廓（4）两侧颧弓突端点间距为宽，颅顶至颏点间距为长。

面部轮廓（5）眼水平线的面宽为宽，发缘点至颏点间距为长。

外鼻轮廓（6）鼻翼为宽，鼻根点至鼻下点间距为长。

口唇轮廓（7）静止状态时（息止颌位），上、下唇峰间距为宽，两口角点间距为长。

外耳轮廓（8、9）对耳轮下脚水平的耳宽为宽，耳轮上缘至耳垂下缘间距为长。

上颌前牙轮廓（10、11、12、13、14、15）切牙、侧切牙、尖牙最大近远中径为宽，齿龈径为长（左右各3）。

三、黄金指数

四肢指数（1）肩峰至中指尖间距为上肢长，髂嵴至足底间距为下肢长，两者之比近似0.618。目面指数（2）两眼外眦间距与眼水平线的面宽之比。

鼻唇指数（3）鼻翼宽度与口裂长之比。

唇目指数（4）口裂长度与两眼外眦间距之比。

上、下唇高指数（5）面部中线的上、下唇红高度之比。

切牙指数（6）下颌中切牙与上颌中切牙近远中径之比。

四、黄金三角

外鼻正面观是黄金三角（1）。

外鼻侧面观也是黄金三角（2）。

鼻根点至两侧口角点组成的三角形（3），该三角在颌面外科称之为"危险三角"，而从人体结构美学的角度来看，则符合"黄金三角"。

五、人体黄金律研究新进展

以上是国内关于人体黄金律问题较系统的研究，此外还有许多未知数正被我国学者陆续发现。下面再介绍其他文献中已确定的几个人体黄金比数的范例。

一个体形匀称的人，体重与身高、腰围与胸围、腰围与臀围的理想比例，都接近于黄金分割律。在现代女性体型美的标准上，国际审美委员会多次强调将胸围90cm、腰围60cm、髋围90cm作为基本条件，三者间的比值正是0.618

的近似值。

孙少宣发现人类前牙造型的长宽比是 1 ：0.618。

李祝华、彭庆星调查青年重睑、单睑眼各 50 例，重睑者的睑裂高与长之比的均值为 1 ：3，而单睑者为 1 ：3.9，前者按"（长－高）：长"计算，比后者更接近 0.618。这是重睑者产生直觉美感的解剖学基础。

肖庆昌提倡的吊线法重睑术经过不断改进，目前缝一针即可达到满意的近期效果，而这一针的定点越接近"黄金点"效果越好。符合这一美学规律的重睑术，既省力又准确，且不会出现重睑皱襞过宽、过窄或偏内、偏外的畸形。

李江、艾玉峰发现青年女性眉眼区的眉间距、眉瞳高和容貌眼裂长 3 个新的黄金指数（图 1-5 和表 1-2、1-3）。

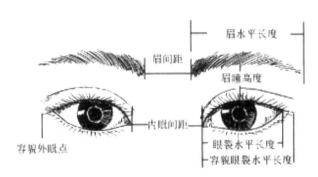

图 1-5 眼部的黄金分割

表 1-2 4 对相关指标的比值（李-艾氏）

眉间距：内眦间距	眉瞳高：容貌眼裂长	容貌眼裂长：眉水平长	容貌眼裂长：内眦间距
0.617 ：1	0.628 ：1	0.626 ：1	0.976 ：1

表 1-3　3 个近似黄金指数与最佳黄金比的比较（李 - 艾氏）

项目	比值	μ 值	P 值
最佳黄金比	0.618：1		
眉间距：内眦间距	0.617：1	0.025	＞0.05
眉瞳高：容貌眼裂长	0.628：1	0.254	＞0.05
容貌眼裂长：眉水平长度	0.626：1	0.203	＞0.05

此外，还有许多人体黄金律问题有待人们去探索。例如，乳房重建术、乳房松垂症整复术等应参考乳头设计；对唇珠重建、重唇切除、薄唇或厚唇修整术，应考虑唇珠黄金点的位置；小口症整复术、口角不等高矫正术等，应参考口角黄金点；穿耳孔也应分析耳孔的黄金点等。

以上主要是从人体外部形态上探索的部分黄金律。其实，无论在宏观外形上，还是在微观结构和生理功能上都存在着许多的黄金律。例如第三节中所述脑电波 β 波的频比 0.618 即是生理功能上的黄金律的例证之一。在微观结构上的黄金律，可以沃森 1953 年发现的 DNA 双螺旋结构模型为例，其双螺旋的螺距（34）与直径（20）之比也近似于 1：0.618。

19 世纪的德国美学家、数学家阿·蔡辛说："宇宙万物，凡符合黄金分割律的总是最美的形体。"这无疑是对的。但它也不能绝对化，因为黄金分割美和各种比例美只不过是许许多多的形式美法则之一。有时有些物体和人体，尽管与黄金比例相差较大，但由于它符合匀称、均衡、多样性统一等形式美法则，同样也能给人以美感。有时审美主体的情感因素也会影响其美感的差异。

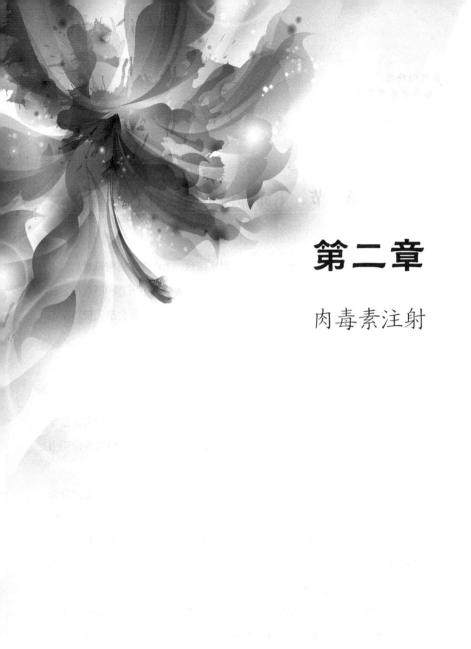

第二章

肉毒素注射

第一节　上面部肉毒素注射美容

上面部皮肤较厚并且和皮下表情肌紧密结合，上面部注射肉毒素后的不良反应主要是由于肉毒素的扩散，通常表现为美容效果不满意和不对称，这种情况一般是容易被矫正的。大剂量的肉毒素注射到上面部会造成较广泛的肌无力，不过在此部位很少造成严重的功能失衡。

一、眉间皱纹

（一）术前评估与患者选择

眉间是光滑、平坦的三角形区域，位于鼻根上方。在美国，眉间区是唯一获得 FDA 批准可以进行肉毒素注射的区域，其他部位的应用均为说明书外应用。

眉部的 4 组降肌导致了水平及垂直皱纹的产生。这些肌肉可以通过降低和内收眉协助保护眼睛，以免灰尘、风沙、微粒进入眼内。然而，当这些降肌运动过度时产生持久的、无意识的内收和降低眉头的作用，就会导致眉间皱纹。通过注射肉毒素削弱这 4 组降肌的收缩，可以达到提升眉部、减轻皱纹的作用，使一个人看上去表情显得更放松。

眉形的审美标准与许多因素相关，包括年龄、性别、文化、种族、当前的流行趋势等。不同脸型，理想的眉形、宽窄、长短和位置也是不同的。因此，肉毒素注射前应详细地评估每一位患者眉的位置及形态，并判断注射后可能产生的变化。

眉的理想位置为眶上嵴上方，女性眉呈柔和、丰满的羽翼状，内侧起于由鼻翼外侧向上到内眦的延长线，外侧止于由鼻翼外侧向上到外眦的延长线，眉头与眉尾处于同一水平线，眉弓的最高点位于虹膜外缘向上的垂直延长线上。男性眉的弧度较女性的要低平一些或接近水平。当眉的位置下降至眶上缘水平以下时，即出现明显的眉下垂，导致疲劳容貌。眉下垂缘于皮肤弹性的降低、重力作用、眉脂肪垫的萎缩、软组织支撑的改变和骨的容积缺失。眉下垂可分为内侧眉下垂和外侧眉下垂。眉内侧的筋膜牢固地附着于眶上缘中1/2～2/3，外侧附着较弱，因而眉下垂在外侧较重。如果眉下垂同时伴有上睑下垂，则会影响视物，患者可通过轻度仰头进行补偿，或通过额肌的收缩使眉提升，这将导致额横纹出现。

如果患者的眉间皮下脂肪较薄，皱纹较浅，通过手指舒展很容易使皱纹减轻或消失，则应用肉毒素注射可以获得良好和持久的效果；另一类患者的皮下脂肪较厚，皱纹较深，用手指很难将皱纹展开，则对肉毒素治疗的反应较差，这类患者常见于男性或长期户外工作的女性。还有一类患者皱纹较深，虽然容易舒展开，但皮肤缺乏弹性，有明显的皮肤松垂，常见于年龄较大的患者，该类患者同样不适合接受肉毒素注射。

（二）相关解剖

面部肌肉的收缩可以导致与肌纤维垂直方向的皱纹，因此，眉间垂直皱纹的形成是由于皱眉肌和眼轮匝肌内侧纤维的水平运动产生。

皱眉肌是一对窄小、位置深在的对称性肌肉，呈锥型，起于鼻根部深面，止于眉弓中部，由内向外逐渐上行，穿过眼睑及眶周的眼轮匝肌延伸至外上，在眉上进入软组织及皮肤，收缩时在皮肤附着点很易出现皮肤浅凹。皱眉肌的作用是均匀地向下牵拉眉毛，在眉间形成垂直和斜行的皱纹。降眉间肌在前额中线皱眉肌的内侧，沿鼻骨走行，进入眉间的皮肤。降眉间肌收缩会下拉眉毛，并在眉间形成水平的皱纹。

眼轮匝肌最外侧的纤维为眼轮匝肌眶部，起自鼻外侧和眶内侧的骨性结构和内眦韧带。它的纤维向上向下，形成一个围绕眶缘括约肌环，并延伸至眶缘内侧进入眼睑。眼轮匝肌的内侧纤维为眼睑部。眼轮匝肌的收缩可以有意识或无意识地闭合上下眼睑。

眉间的水平皱纹是由降眉间肌、降眉肌、内侧眼轮匝肌的垂直纤维收缩形成。降眉间肌是一块薄三角形的肌肉，位于两眉的中间，皮下1～4mm处。降眉间肌起自鼻背筋膜和鼻骨，肌纤维向上走行进入前额下部两眉间的皮肤。收缩时使眉部内侧向下，产生鼻根部水平皱纹。

降眉肌起自额骨鼻突和上颌骨鼻突，约位于内眦韧带上方10mm，肌纤维向上垂直走行插入眉间的皮下组织。对该肌肉的存在一直有争论，一种意见认为是眼轮匝肌内侧纤维的一部分，而另一种观点认为该肌肉独立存在（图2-1）。

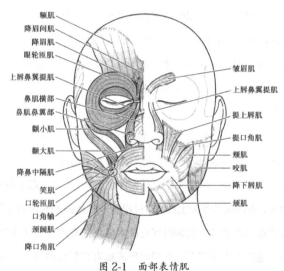

额肌
降眉间肌
降眉肌
眼轮匝肌
上唇鼻翼提肌
鼻肌横部
鼻肌鼻翼部
颧小肌
颧大肌
降鼻中隔肌
笑肌
口轮匝肌
口角轴
颈阔肌
降口角肌

皱眉肌
上唇鼻翼提肌
提上唇肌
提口角肌
颊肌
咬肌
降下唇肌
颏肌

图 2-1　面部表情肌

（三）药物配制

推荐的药物稀释方法为100U的小瓶里加2.5ml生理盐水，这样每0.1ml溶液中含有4U肉毒素。但是，由于眉的各降肌之间是互相交叉的，并局限在一个很小的区域，所以在注射时需要位置准确、剂量精确。因此，许多经验丰富的医生应用 1ml 的生理盐水稀释 100U 肉毒素，这样在 0.01ml 的溶液中含有 1U 的肉毒素。注射时应用 31G 针头。

（四）注射方法与技巧

治疗前需要对患者进行静态及动态评估。患者取坐位或半坐位，嘱患者处于皱眉状态，医生用手指轻触眉间的肌肉，以判断眉间肌肉的位置、大小及强度。该部位常用的注射方法是采取"五点"注射，每点注射肉毒素 4 ~ 10U。女性患者通常需要注射 20 ~ 30U 的肉毒素可以获得满意的效果（图 2-2）。男性通常需要较高的剂量，需要 40 ~ 80U，一般采用"七点"注射（图 2-3 ~ 2-6）。

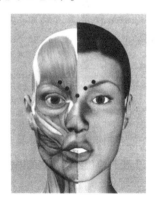 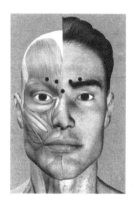

图 2-2 女性患者眉间的注射点　　　图 2-3 男性患者眉间的注射点

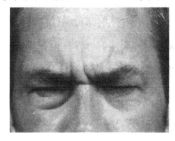

图 2-4 表情肌过度活跃／过度紧张的男患者，治疗前做皱眉动作

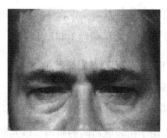

图 2-5　表情肌过度活跃／过度紧张的男性患者，
A 型肉毒素注射 4 周后做皱眉动作

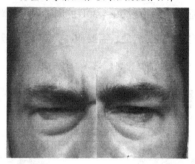

图 2-6　表情肌过度活跃／过度紧张的男性患者，
在进行 A 型肉毒素注射前及 4 周后皱眉时的对比照片

在内眦的正上方眉上缘进针，无论眉的位置如何，注射点总是位于眶骨缘上方，以免造成上睑下垂，同时注意滑车上血管恰位于注射点的内侧。注射时保持针头呈 60°～90°角。

注射后要求患者保持垂直位 2～4 小时，在肉毒素作用时间，可以让患者做皱眉动作，但不要按压或对注射部位做任何处理。首次治疗后的随访安排在 2～3 周后，如果需要补充注射可以在检查后进行。在随访中对存在较深静态皱纹的患者，可以考虑使用填充剂。

二、额部皱纹

（一）术前评估与患者选择

额肌的收缩、年龄及光照等共同作用造成额部的水平皱纹，造成焦虑、疲倦、恐惧等表情，通过肉毒素注射可以改善额部皱纹，表达积极的情绪。由于额肌与眉的降肌群具有相互拮抗的作用，过度治疗可导致眉下垂的潜在风险，所以额肌的肉毒素的治疗并非简单。

（二）相关解剖

额肌是上面部唯一的提肌，功能是提升眉、前额的皮肤以及对抗眉及眉间的降肌，它也可以和帽状腱膜参与收缩头皮的作用。

额肌是一对四方形的独立的肌肉，肌纤维为垂直方向，收缩可以产生水平的皱纹。额肌位于皮下组织的深面，与骨没有连接。额肌通过帽状腱膜间接与枕肌相连，起自帽状腱膜，纤维向前走行插入眉弓水平的皮肤与皮下组织，并与降眉间肌、降眉肌、皱眉肌和眼轮匝肌交错。在有些患者帽状腱膜向下延伸使得中部肌纤维几乎没用或很少，这时注射肉毒素效果不佳。大多数人前额中央的肌纤维较发达，当患者在提升或降低眉时可以通过触诊察觉到，注射肉毒素可以产生令人满意的效果。

（三）药物配制

注射者可以使用 1 ~ 4ml 的生理盐水稀释 100U 的肉毒素，推荐的浓度是 2.5ml 生理盐水稀释 100U 肉毒素，这样每 0.1ml 含 4U 肉毒素。

在额部注射肉毒素时，可控制的、广泛的弥散能产生理想的效果。为了避免眉下垂，额肌的肌纤维注射范围必须在眉上方 1.5 ~ 2.5cm（在眶缘上方 2.9 ~ 3.5cm）。前额的上部可以使用较高的浓度及大一点的剂量。

（四）注射方法与技巧

患者通常采取直立位或半坐位。在前额，注射肉毒素的模式是多种多样的，剂量也因皱纹的数量、深度、形状、肌肉的强度而不同。女性常用的剂量约 8 ~ 18U，分 4 ~ 6 个点进行皮下或肌肉内注射，每点注射 2 ~ 4U 肉毒素；在男性，注射总剂量一般为 18 ~ 30U，分 4 ~ 12 个点注射，每点注射 4 ~ 5U 肉毒素。为了避免眉下垂，额肌的肌纤维注射范围必须在眉上方 1.5 ~ 2.5cm

（图 2-7 ~ 2-8）。

注射后可以进行轻柔的按摩，可以减轻疼痛并使药物向周围轻度弥散。

不宜进行持续的或较重的按摩，以防药物弥散到邻近区域，导致眉下垂。

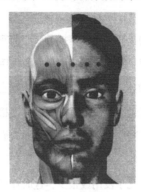

图 2-7　表情肌活跃的男性患者前额中央区的注射点

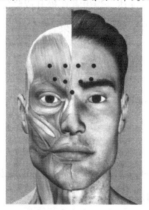

图 2-8　表情肌过度活跃的男性患者前额中央区及眉间的注射点

第二节　中面部肉毒素注射美容

随着对面部微创年轻化技术的需求日益增长，很多有经验的注射者正在试着把肉毒素应用于上面部以下的部位。目前，这样的治疗是尚未取得 FDA 许可的，属于说明书外应用。和面部其他部位一样，医生必须全面了解表情肌系统里的每一块提肌和降肌。与上面部相比，中、下面部的表情肌之间的往复运动是更加复杂的，因此治疗更具有挑战性。特别是上面部的肌肉很容易通过标志物来分辨，更容易注射肉毒素，而在中、下面部，表浅肌肉和深层肌肉相互交错，有的还和邻近的口周肌肉共同作用司发音、咀嚼和吞咽功能。这些表情肌相互交织协助形成表浅肌肉腱膜系统（SMAS）。中、下面部的表情肌有非常独特的功能，主要集中在口周，这些肌有时协同，有时拮抗，是一个复杂的系统，作用是帮助人们做出微笑、大笑、鬼脸、噘嘴或者其他的明显或细微表情。这种复杂的功能保证我们用嘴含住固体、液体或气体而不会泄漏，同样协助我们用嘴缓慢有力地吐出这些东西；它们同样控制精细的运动使人可以轻声低语或者大声喧哗；它们可以促进咀嚼、吞咽和无数简单或复杂的动作，不管是有意识或无意识的。另外，这些表浅或深层的肌肉覆盖在一层很厚的软组织上，和上面部肌肉差异很大。因此，如果在中、下面部，注射后肉毒素从目标肌肉扩散到其他肌肉时，就会发生不可预料的结果和后遗症。在使用肉毒素治疗中、下面部时，小剂量通常比大剂量更安全、有效。所以，上面部和中、下面部的解剖差异决定了使用肉毒素行面部年轻化治疗时的注射方法不同。

中面部皱纹的形成和发展很大程度上是由于组织容积缺失和软组织移位造成的，这也解释了为什么一些中面部长期存在的皱纹和皱褶虽应用了肉毒素注射却无法完全去除。如果持续逐渐增量地使用肉毒素，不但不能令人满意地减少皱纹，还可能导致解剖上的变异和功能上的失衡。因此，使用肉毒素注射中、下面部时，为了维持功能和解剖上的平衡，需要比上面部更加注意精确测量，最小剂量和准确注射到目标的肌肉。特别在治疗中面部时，上唇提肌功能非常容易被微小剂量肉毒素扩散影响，可能导致一项或多项唇部功能的丧失（如进食、喝水、讲话和表情等）。同样，由于口轮匝肌和上唇提肌有肌纤维相连，并且有很厚的软组织覆盖，中面部的注射只能由有经验的医生来完成，初学者须慎重。

在中、下面部的很多区域为了达到更好的美容效果，可以联合应用注射填充剂，也可以通过外科手术（如面部提升术、假体置入术和软组织悬吊技术）。注射填充剂与肉毒素联合应用可以增强和延长最终的美学效果。

一、鼻根部皱纹

（一）术前评估与患者选择

有很多人在鼻翼外侧、鼻根部形成了对称的放射状的鼻根部皱纹，随说话、微笑、大笑或皱眉而加深。这些皱纹是由于横向的鼻肌收缩形成的，而且其深度和形态在两侧可能不同。它们在解剖学位置和来源上与鼻根部由于降眉间肌向下运动形成的横向皱纹是不同的。当这种鼻根部扇形放射状的纵向皱纹作为眉间皱纹的治疗后产物时，这些皱纹可以被认定为"BO-TOX征"。另一方面，当这些鼻根部皱纹自然产生而不是因为治疗导致时，被称作"兔纹"或"狼纹"。这些皱纹应该和眉间纹同时应用肉毒素治疗。

（二）相关解剖

鼻根纹是上部或横向的鼻肌收缩的结果，也叫作鼻肌横部。横向鼻肌发自上颌骨，经上外侧到切牙窝。它的肌纤维平均地延展到鼻背筋膜，嵌入其对侧的肌肉纤维中并且进入降眉间肌的腱膜中。鼻肌横部使鼻软骨下降，将鼻翼拉向鼻中隔。当让患者强制性地闭眼，就像有强光照到眼睛一样时会产生鼻根纹。当患者没有面颊部运动而这些皱纹很显著，最有可能是使用肉毒素治疗眉间纹的后遗症。因此，这些自然形成的鼻根纹应该在治疗眉间纹的同时使用肉毒素治疗。如果没有治疗鼻根纹，不论事前患者是否意识到这些皱纹存在，很有可能在治疗后会不满意，认为是肉毒素治疗导致的结果。因此，医生有必要在治疗前提醒患者这些皱纹的存在，强调治疗鼻根纹和治疗眉间纹是一个整体。如果鼻根纹没有表现得很明显并且没有和眉间纹同时治疗，而用肉毒素治疗眉间纹后鼻根纹反而更明显了（即"BOTOX 征"），则必须在 2 ~ 3 周内使用肉毒素治疗。

（三）药物配制

为了避免注射点以外的肉毒素扩散，在注射鼻根纹时需要最小剂量的肉毒素。因此，1ml 的生理盐水里应该溶解 100U 的肉毒素。

（四）注射方法与技巧

患者取坐位或半卧位，在鼻根外侧壁皮下或肌内注射 2 ~ 5U 的肉毒素可以松解鼻根纹。这项技术要求针头要在内眦血管和上唇提肌的上方，此处的软组织极薄并且血管丰富，针头前进几个毫米都是很艰难的，要注意避免沿鼻侧壁进针太低进入到鼻面沟里。此外，无论上唇鼻翼提肌还是上唇提肌或者两者都可能被肉毒素弱化，因为两者都源自颧骨突起的中部。任意一块肌肉被影响都可能导致上唇下垂、不对称或者口部功能的变化。肉毒素的量取决于总的皱纹深度和位置以及横向鼻肌的力度。每侧 3 ~ 5U 的肉毒素是有必要的。有的可能需要额外的 2 ~ 4U 来完全消除鼻根纹，特别是对于经常在户外日晒的工作者。肉毒素的效果可以维持至少 3 个月或更长。

二、鼻翼扇动

（一）术前评估与患者选择

有的患者在自然状态下或身体和精神压力下鼻孔会反复张大，为鼻翼扇动。通常这类患者鼻梁、鼻翼比较宽大，他们鼻远端的肌肉（如鼻翼肌）和鼻翼部的上唇鼻翼提肌会比较发达。这种鼻孔的运动会给别人传递一种消极的态度，包括愤怒、恐惧、疲惫、忧虑、不满或不幸。有的患者在说话、微笑或大笑时鼻孔也会扩张，注射肉毒素可以消除这些患者的尴尬。

（二）相关解剖

鼻孔扩张是由于底部的鼻翼肌肉（也叫鼻肌鼻翼部）收缩造成鼻翼反复扩张。鼻肌鼻翼部起源于外侧侧切牙和尖牙之间的上颌骨，在降鼻中隔肌的骨骼起源处的外侧，横向鼻肌和鼻唇沟的中间。它的肌纤维从外上方经过下外侧鼻软骨，在鼻孔边缘和中隔后方进入鼻翼的皮肤。它中部的纤维和降鼻中隔肌的纤维交织在一起。鼻翼鼻肌同样参与人中嵴的上部构成。鼻翼鼻肌或鼻肌鼻翼部使鼻翼和鼻小柱的后侧向下向外运动，使鼻孔扩张，鼻子延伸。鼻肌鼻翼部在吸气前已经收缩以避免吸气时鼻翼塌陷。另一个辅助鼻孔扩张的肌肉是上唇鼻翼提肌的中部，也叫提鼻翼肌。上唇鼻翼提肌起源于上颌骨额突的上部，当它倾斜地穿过鼻侧壁时分为中间和外侧两支肌束。中间部的上唇鼻翼提肌和下外侧软骨混合，进入上方的皮肤。在有的个体，提鼻翼肌使外侧软骨脚上提，使得颧周皱纹外移，鼻孔扩张。因为提鼻翼肌有时候和降鼻中隔肌的鼻尖肌肉纤维一起作用于鼻尖，被认为是造成鼻翼扇动的次要原因。

（三）药物配制

使用 1 ～ 2.5ml 的生理盐水稀释 100U 的肉毒素在此部位应用。

（四）注射方法与技巧

患者取坐位或半卧位，在每侧鼻翼的中间朝向鼻翼边缘顺着鼻翼鼻肌的外侧肌纤维皮下注射4～10U的肉毒素，只有那些可以自主控制扩张鼻孔的人适合进行肉毒素的注射。非洲裔或亚洲裔的患者或其他有着宽大鼻梁和鼻翼的患者，如果他不能主动地扩张鼻孔，注射肉毒素后鼻孔收缩的效果也不会明显。

三、鼻尖下垂

（一）术前评估与患者选择

随着年龄增长，有的患者鼻尖会自然地向下旋转，部分是因为重力的作用，部分是因为过度运动鼻中隔肌肉（如降鼻中隔肌）的作用。当发生这种情况，人会显得面部老化。部分患者由于特殊的骨骼结构，出生时鼻尖就是向下旋转的。还有一部分患者，他们的鼻尖随着上下动作（如说话）时会有明显的向下运动。对于那些鼻尖可以主动随上唇的下移或说话而向下运动的患者，肉毒素注射提供了一种提升鼻尖的微创方式。注射肉毒素还可以阻止鼻尖随说话、微笑或喝水上下运动。对于静态下旋的鼻尖，只有软组织填充材料或外科手术可以矫正。动态的鼻尖下垂还可伴有过度的上唇短缩，有时表现为露龈笑和上唇人中之间的横纹。这条横向的上唇皱纹在老年人中由于皮肤松弛和下垂会表现得更明显。在一部分年轻患者中也存在微笑时较短的上唇发生卷曲的情况，典型表现为微笑或大笑时露出的牙龈过多，被称为"露龈笑"。

（二）相关解剖

成对的降鼻中隔肌通常被认为是鼻肌鼻翼部的一部分，它起源于上颌骨中央切牙窝的鼻棘处，深入到口轮匝肌下方到中软骨脚上。它的纤维向上进入到鼻中隔和鼻翼黏膜中，还有口轮匝肌的表浅纤维和上唇黏膜中。一些肌纤维甚至会继续向上延伸到软骨中缝进入鼻尖。降鼻中隔-使得鼻中隔下降，鼻翼降低，鼻孔缩小。在有的个体，鼻肌鼻翼部和降鼻中隔肌的肌纤维交织在一起。因此，当降鼻中隔肌和鼻肌鼻翼部共同作用于上唇运动（如微笑、吹口哨、亲吻或发音 w、o、u、j、m、g、b、p、q），鼻孔会扩大，鼻尖会上下移动。

有的个体，唇和鼻翼都受到上唇鼻翼提肌控制，当做出鼻尖往下而上唇上提的表情时，上唇上方会出现一条水平的线，当鼻尖同时往下运动，会产生一种难看的表情。由于鼻尖下垂和动力性的鼻尖回缩等多种因素，使用肉毒素注射来提升鼻尖不像想象中的那么简单。

（三）药物配制

在鼻侧区域，为了避免肉毒素扩散意外地影响到上唇的提肌，肉毒素的用量应该是精确的，100U 的肉毒素应该使用 1ml 生理盐水稀释。

（四）注射方法与技巧

对于那些可以有意地通过皱起和降低上唇来降低和转动鼻尖的患者，注射肉毒素有助于提升鼻尖。患者取坐位或半卧位，使用非优势手的拇指和示指捏住鼻小柱，同时让患者将上唇降到切牙和尖牙下。为了有效地治疗鼻尖下垂，可以让患者把上唇向下压，使鼻小柱和上唇之间的间隙变宽，将降鼻中隔肌和口轮匝肌从功能和解剖上区分开。这样可以让医生准确地在鼻小柱根处进针，而不会注射到口轮匝肌中。另一个方法是用非优势手的拇指轻轻地将鼻尖向上向后推。根据降鼻中隔肌的强度，可以在鼻小柱和上唇交界上方（1～2mm）注射 2～4U 的肉毒素，如果降鼻中隔肌看起来强度很大，可以另外在鼻小柱和鼻尖中央注射 2～4U。有的患者降鼻中隔肌和鼻肌鼻翼部交织在一起，需要在两边的鼻尖外侧追加注射 2～6U 的肉毒素，也就是在鼻翼边缘上方中央的位置，对于有效提升鼻尖很重要。为了减轻上唇上方的水平皱褶，应该在鼻翼外侧的上唇鼻翼提肌的提上唇纤维处注射肉毒素。这实际上也是对露龈笑的治疗方法。

第三节 下面部肉毒素注射美容

下面部的解剖结构包括下颌骨及浅表面部表情肌等结构。口轮匝肌作为一种括约肌能够将提上唇肌和降下唇肌的作用相结合，从而使唇部能够上下运动，口角能够弯曲。其他下面部肌肉主要由上唇的提上唇肌和下唇的降下唇肌组成。这些肌肉不总是相互拮抗的，在一些自发的运动中起到彼此协同作用。口轮匝肌可以协调口角的开合及执行必要的面颊部功能，例如当口中充满固体物质、液体或空气时，能够维持括约肌控制力和唇部的反应能力。口轮匝肌其他的功能包括协助言语、咀嚼和吞咽。而上面部的上提肌和下降肌完全是彼此拮抗的作用，在这一特点上，上下面部肌群有明显的不同。下面部部分口轮匝肌与提上唇肌和降下唇肌相互交错。由于这种相互交叉的口轮匝肌肌肉的存在，当口角开合时，提上唇肌和降下唇肌能够拮抗其本身的肌肉性质，执行相同的开合嘴唇的作用。因为唇部的提上唇肌和降下唇肌的特殊性质，人们可以有意识地在相反的方向上移动口轮匝肌，当吃喝时可以张开嘴唇；当将气体、液体或固体吐出时可以收缩嘴唇。这些微妙的但功能上存在差异的口周肌肉运作方式，使得该区域肉毒素治疗计划存在一定的特殊性。医生不能像处理上面部的肌肉一样的方式使用肉毒素来减弱下面部的上提肌或下降肌的肌力，因为如果不处理周边不同肌肉的肌纤维，可能会产生不良的后遗症。这些不良反应包括唇部不对称，括约肌功能不全影响咀嚼或吞咽，发声和发音功能紊乱，非语言沟通和情感的自发或非自发准确表达缺陷。然而，随着注射技术的提高以及对于下 1/3 面部肌内注射肉毒素应答反应的理解，下面部和颈部应该作为整体一起治疗的认知已经越来越得到大家的认可。治疗面部下 1/3 的方法与治疗面部上 1/3 的方法相似，即要将治疗部位作为一个整体的功能单位而不是分开的、独立的肌肉组织。因为下面部各组肌肉间相互交错，功能各异，只有那些有经验的医生才能通过注射肉毒素来治疗各种皱纹或者面部不对称。

一、口周皱纹

（一）术前评估与患者选择

口部是下面部重要的器官。口周平滑的皮肤及边界清晰、丰满的唇部是青春、自然、美的标志。随着年龄的增长及阳光暴晒，唇部皮肤开始变得薄弱、松弛，出现皱纹，唇形变得干瘪，界限不清。在垂直于唇线的口周可以出现静态和动态两种形式的皱纹。研究发现，口周皱纹的产生不仅因为年龄的增长和日晒，也是反复吸烟动作的结果，频繁和长期抽烟能够增加口周的动态皱纹。

口周动态皱纹常常出现在有遗传史或反复进行有意识或无意识的噘嘴、缩唇等动作的患者，常见于那些每天进行口部运动的女性，如进食、饮水、说话等。每天口轮匝肌的反复收缩运动，如吸烟、使用吸管、吹口哨、演奏管弦乐器等也促使了口周动态皱纹的产生。而男性通常不像女性那样有经常收缩嘴唇的动作，并且，由于男性面部胡须的存在也使得面部和口唇的皱纹看起来不明显。另外，男性很少像女性一样在意口周出现的皱纹，即使有了皱纹他们也不会为此烦恼。而女性对于这些皱纹会很烦恼，特别是当使用唇膏等来遮掩这些皱纹而模糊了唇线时。除了反复收缩口轮匝肌，还有很多其他因素导致了口周细纹的产生，如年龄增长和环境因素等都被证明了和动态皱纹的产生有关。而静态皱纹的形成也是同样的原因，如年龄增长和阳光暴晒及遗传因素、性别差异、原有软组织特性以及口部外形和功能的解剖特异性等其他一些原因。

很多口周静态皱纹可以通过激光、皮肤消磨术、皮肤化学剥脱术等治疗，也可采取除皱术、假体置入术等。另外，静态皱纹也可以通过非侵入性治疗方法来治疗，如注射人工合成填充材料或者自体脂肪移植。

正确判断唇部皱纹的类型是很重要的，因为静态皱纹通常不能用肉毒素治疗。通过让患者噘嘴的动作很容易区分动、静态皱纹，可以让患者做收缩唇部动作，观察前后变化，对于运动前后只有细微变化的皱纹，可以断定为口周的静态皱纹。静态皱纹常见于年龄在 60 岁以上的老人或者长期暴露于日光下的年轻人。无论是年轻人或者老年人，动态皱纹是可以通过肌肉运动而明显加重的皱纹，动态皱纹可以通过注射肉毒素来治疗。

（二）相关解剖

口周区域和唇的外形由复杂的相互交织的肌肉束控制。包括上唇的各种上提肌（如上唇鼻翼提肌、提上唇肌、颧大肌、提口角肌和笑肌）、下唇的各种降肌（如降下唇肌、降口角肌、颏肌和颈阔肌）及复合括约肌（如口轮匝肌和颊肌）。和眼轮匝肌一样，口轮匝肌也是由复合肌肉纤维束组成的括约肌。它的部分组成肌束来源于上唇提肌和降肌，部分是唇部固有肌纤维。口轮匝肌由围绕口裂数层不同方向的肌纤维组成，涉及 4 个象限（上、下、左、右）的横纹肌，每一象限包括一个大的外周部和一个小的边缘部（即共 8 个组成部分）。按左右各分为 4 个解剖部分（即上方、下方、左侧、右侧的外周部和边缘部）相互紧密相接，大致对应唇部独立部分的外部解剖结构。小的边缘部对应的是唇红部分，大的外周部对应的是唇部皮肤。由于口轮匝肌有 8 个组成部分，就像一台风扇，由蜗轴开始放射至其余部分。

外周部的大部分肌纤维起始于口角，为其他口角肌肉的一种延续。部分纤维从唇的一侧至对侧构成口轮匝肌浅层，是口轮匝肌的固有纤维，部分纤维来自颊肌唇部，构成口轮匝肌深层。颊肌纤维向前参与口轮匝肌的组成，上部纤维进入下唇，而下部纤维进入上唇，产生交叉。其最上方和最下方的纤维并不交叉，分别进入上、下唇。颊肌和口轮匝肌的浅层和深层肌群形成了口角两侧的部分提口角肌和降口角肌，提肌和降肌在口角处彼此交叉走行，降口角肌继续走行进入下唇后止于下唇中线附近的皮肤。

降口角肌以同样的形式走行至上唇，止于上唇中线处皮肤。上下唇的横向肌纤维是来源于提上唇肌、降下唇肌及颧大肌的指状突斜肌。而唇部口轮匝肌的固有肌纤维斜行穿过唇部皮下进入黏膜下层。最后，口轮匝肌的部分肌纤维附着于上颌骨的牙槽突、鼻唇沟、鼻翼、鼻中隔以及下颌骨的牙槽突。所有交叉的肌纤维都在口角处进行，大部分肌纤维交叉后会继续越过中线至少 5mm 走行至对侧唇部。这些在上唇中部交织的固有肌纤维形成了人中部位的侧脊，使鼻根部垂直于上唇的皮肤表面产生凹沟。另外，这些交织的固有肌纤维也形成了下唇的颏唇沟。口轮匝肌的边缘部是人类所特有的，这对于人类言语行为的产生起了重要的作用。

口轮匝肌的功能是通过唇部来闭合口部。通过收缩深部肌群和浅部斜肌，口轮匝肌可以闭合唇部。口轮匝肌的浅表指状突肌肉，有唇部塑形的作用，能够使唇部紧贴或者突出于牙齿表面，完成收缩唇部的运动，如吹口哨或接吻动作。因为有闭合口部的功能，口轮匝肌能够在一定程度上拮抗唇部提肌和降肌的作用。唇部的直接牵拉肌是那些附着在唇部组织上而无交叉的提肌和降肌。通常，这些肌肉收缩会产生一个垂直于颏孔方向的拉力，使上唇上抬或外翻，使下唇下降或外翻。从中间到两侧的唇部直接牵拉肌为：提上唇鼻翼肌、提上唇肌、上唇的颧小肌、下唇的降下唇肌及颈阔肌。唇外周的颈阔肌与升、降口角肌在同一平面上，并且颈阔肌的肌纤维与它们相互交叉。在上下唇之间，唇部的直接牵拉肌交织延续成口轮匝肌的唇外周部和边缘部的固有肌纤维，之后移行穿过唇缘附着在真皮层和黏膜下层。精确的唇部运动能够表达不同的声音、明确的情感和非语言性交流。

颊肌作为面部的一种非典型性表情肌，是一块深部纤细的四边形肌肉，覆盖了上、下颌骨之间的空隙，构成面部的深部肌群面。起自上、下颌骨第三磨牙牙槽突的外方和翼突下颌缝，该缝也称翼下颌韧带，为颊肌与咽上缩肌之间的致密结缔组织。颊肌纤维向前参与口轮匝肌的组成，上份纤维进入下唇，而下份纤维进入上唇，产生交叉。其最上方和最下方的纤维并不交叉，分别进入上、下唇。颊肌的主要功能是牵引口角向后，为口轮匝肌的拮抗肌，并使颊部更贴近上下牙列，以参与咀嚼和吮吸，当咀嚼时，能够协助舌将食物保持在牙齿之间。当闭口时，牙齿在口颊黏膜处滑动，颊肌的收缩协助黏膜远离对面的牙齿，防止不经意间牙齿颊咬到口腔黏膜。当空气、液体、固体充满口腔产生正压力时，通过颊肌收缩可以防止颊部过度膨胀扩张。当进行吐痰、吹奏乐器或者吹气球等动作时，可以使口腔逐渐吐出其内容物。

口角两侧的面部表情肌在它们肌纤维交叉的解剖部位集中，形成一个致密可活动的纤维肌性团块，即蜗轴（口角轴）。在不同的解剖部位，七组不同的肌肉集中成一个螺旋状结构进入蜗轴，在此相互交织并且以彼此特殊的形式固定于此。每个人的蜗轴都是有差异的，与其年龄、性别、种族和遗传背景有关，蜗轴没有准确的解剖描述，也没有独特的组织学结构，其大致的形态为肾形的椎体状结构。其基底部附着于颊部黏膜，以口角为原点做水平线，其中心距离两侧的口角约2cm，从口腔黏膜至表面皮肤，其厚度约1cm，面动脉走行于蜗轴的中心。蜗轴的三维精细运动可以协助颊、唇、颌骨、口裂和口腔前庭的各种运动，如咬合、咀嚼、吸吮、饮水、吐、吞咽、吹奏及控制口部压力和容积变化。同样可以协助完成很多精细运动如言语、舌部发音、低语或者大喊、尖叫及哭喊等。所有面部表情的转化，无论细微或明显，对称或非对称的动作都是由蜗轴协同完成的。蜗轴的运动几乎涉及全部相关的肌肉，包括：颧大肌、提口角肌、降口角肌、颈阔肌、笑肌、颊肌、口轮匝肌。当口部运动时，蜗轴在近 U 角约 1cm 处是固定不动的。因此，当张大口时，鼻唇沟被延长，变得更直，呈垂直方向，下颌前沟则变得更浅更弯曲。

当闭口切牙齿紧闭时，蜗轴仅仅可移动几毫米。当上下牙列分开 2 ~ 3mm，相当于讲话时的位置时，蜗轴的移动度最大。可以通过部分开合上下颌骨使之贴近颊黏膜从而产生唇部的拉力来活动蜗轴的肌肉群。

（三）药物配制

口周皱纹的肉毒素注射应采用小剂量注射，因为该区域的细小皱纹较多，分布较广，因此应使用稀释度较高的溶液，有助于肉毒素适当地向周围弥散。稀释方式为 100U 肉毒素溶于 2 ~ 4ml 生理盐水。

（四）注射方法与技巧

由于口周部复杂的解剖结构及运动方式，注射肉毒素应该由有经验的医生来完成。每个患者都应该有个性化的治疗和评估方案，肉毒素应该注射在肌肉收缩最强的部位。

治疗时，患者取坐位，注射部位为唇缘处，上下唇每个象限分 1 ~ 3 个点对称性注射，注射层次为皮内注射，不要深达真皮与皮下的连接处，此注射平面为口轮匝肌的浅表肌束所在层次，注射后局部产生小皮丘，说明注射深度正确。注射量为每注射点 1 ~ 2U 的肉毒素，无论何种情况，上唇注射剂量不应该超过 8U。由于下唇皱纹一般不会很深，所以治疗时，特别是初次治疗时，只需使用最小剂量的肉毒素，一般全部下唇使用量共 4U。通过浅层、小剂量的注射可以避免破坏口轮匝肌深部肌纤维与唇部提肌、降肌的协同作用，减少对括约肌功能的影响。应用肉毒素治疗唇部皱纹时要注意双侧的对称性，且上、下唇需同时进行注射，以便使唇部的括约肌功能整体性减弱。另外应注意，人中部不能注射肉毒素，以免造成人中嵴平坦。

治疗后 2 ~ 3 周的复诊是很重要的，这样能够使医生及时正确评估患者治疗情况。对于那些希望在唇部注射填充材料的患者，注射肉毒素可以延长填充材料的维持时间。一般来讲，肌肉会对填充材料有一个持续的收缩力和压力，通过注射肉毒素可以减小这种作用力。如果需要同时接受其他美容治疗方式（如注射填充、激光或其他外科操作），应首先进行肉毒素注射，因为这样可以使肌肉变得饱满，更有益于治疗部位解剖形态和生理功能的判断。

二、不对称笑容

（一）术前评估与患者选择

不对称笑容可能由先天或后天的因素造成，对于很多人来说，出现这种情况是令人尴尬的，特别是社交场合，当在别人面前大笑或微笑时，他们会采取不同的方法来遮掩嘴部。

（二）相关解剖

不对称笑容的产生是由于上下唇肌肉的节段性减弱或功能亢进。如果上唇出现不对称，可能涉及到口轮匝肌的部分肌纤维或上唇的提肌。下唇的不对称多由于下唇单侧降肌的功能失调，伴有或不伴有口轮匝肌节段性异常。由于上唇提肌的肌肉间交叉更为复杂，上唇的不对称较下唇更难纠正。

降下唇肌是一块四边形的肌肉，起自下颌骨外斜线及颏孔的下方，作为一块直接降下唇的肌肉，它的肌纤维止于下唇皮肤和黏膜。内侧肌纤维与对侧的降下唇肌及口轮匝肌相交叉，下部纤维与颈阔肌延续。降下唇肌的作用是使下唇下降，当进行咀嚼、喝水、微笑、大笑或者讲话动作时会使唇缘外翻。当人们表达悲伤、讽刺、忧郁、怀疑表情时也需要运动降下唇肌。一般两侧成对的降下唇肌是同时运动的，这样使动作很协调及对称，但是并不是每一个人都能这样。

（三）药物配制

由于口周部存在大量相互交织的肌纤维，要准确治疗下面部的个别肌肉需要将肉毒素的弥散作用降至最低。因此需要使用小剂量高浓度的肉毒素来治疗口周部的目标肌肉。建议100U的肉毒素溶于1ml生理盐水。

（四）注射方法与技巧

肉毒素治疗不对称笑容的效果与不对称的类型、部位和涉及肌肉的长度、强弱有关，通常由术者根据具体情况决定肉毒素使用剂量的多少。降下唇肌功能亢进通常会导致笑容不对称，当患者大笑时，很容易看到紧张的肌肉轮廓。治疗时，应该垂直于皮肤表面直接在肌肉最凸起的部位进针，进针点通常选择颏沟的下方和口轮匝肌的下缘部。通常 2 ~ 4U 的肉毒素就足以纠正不对称的笑容。缓慢小心的注射有助于减轻疼痛及防止肉毒素扩散过广，防止副反应的发生。

三、颏部深度皱纹

（一）术前评估与患者选择

对于一些颏肌收缩亢进的患者，当说话或者做某些表情时，颏部会出现明显的深度皱纹。

当发出以"F"音为起始音的词语时，会使下唇外翻，加重颏部皱褶。

（二）相关解剖

颏部动态皱纹或深度褶皱是由于颏肌收缩功能亢进而产生的。颏肌是一组短厚的锥形肌肉，它有两条肌腹，一条起自于下颌骨前方的降下唇肌深部，另一条起自下颌骨正中线。两条肌腹向下走行，向中线处会聚，最后止于颏部皮肤。颏肌的前部肌纤维与口轮匝肌纤维交织，两侧肌纤维与降下唇肌纤维交织。颏肌能够使下唇部皮肤上提，防止下唇齿龈暴露。

颏肌与口周部其他肌肉（如降下唇肌和口轮匝肌）有协同作用，能够使下唇在喝水、进食、说话时下降、前突、外翻，而这些运动也能够使颏部皱纹加深。当颏肌收缩以表达怀疑、不悦、悲伤、轻蔑等表情时，也能使颏部皮肤皱纹加深。随着年龄增长，软组织及骨性结构的容积缺失逐渐加重，当颏肌收缩时可以出现明显的皱褶凹陷。对于大部分人来说，当表达不快、悲伤、怀疑、轻蔑等表情时，降口角肌和颏肌会同时收缩，使木偶纹明显加深，因此对于很多患者需要同时治疗木偶纹和颏部皱纹。

（三）药物配制

当治疗颏部皱纹时，肉毒素向周围扩散会导致降下唇肌和口周括约肌功能不全的风险，致微笑、大笑、说话、饮水和进食时下唇下降无力。因此，治疗颏部皱纹时，药物配制浓度为 100U 的肉毒素加 1ml 生理盐水。

（四）注射方法与技巧

注射时，患者保持直立坐位。注射点位于颏部中线两侧的颏隆突处，注射层次为颏肌肌肉层，每侧 3 ~ 4U，以便松弛过度紧张的颏肌。一定要避免将肉毒素注射进入口轮匝肌纤维，以免导致口部括约肌收缩功能失常。

四、面部轮廓塑形

（一）术前评估与患者选择

肉毒素在改变下面部轮廓方面具有可靠效果，可以通过诱导肌肉萎缩而使咬肌体积减小，有效降低下面部宽度。另一方面，下面部宽度的改变使颧弓和颧骨的轮廓更加清晰，下颌轮廓更为流畅。既往，只有通过下颌角截骨手术或咬肌部分切除术等外科治疗降低下面部宽度，然而，各种手术方式均存在潜在手术风险，其中的很多并发症一旦发生是难以弥补的。应用肉毒素进行面型雕塑不仅仅限于降低下面部宽度，根据应用剂量的不同，可以产生轻度的咬肌萎缩、明显的面部"减肥"、使颧弓线条更加明显、颧骨下区轻度凹陷（超级名模样面容）等多种效果。然而，过量的应用可能产生过度矫正，造成面容过度消瘦、憔悴的外观，使面容失去吸引力，因此在应用前须严格遵循指导原则并进行仔细设计。

下面部宽大的另一常见原因为腮腺肥大，这一人群不存在腮腺的病变或良恶性肿瘤，仅仅表现为腮腺部的突起，造成下颌角区域的圆钝，下面部宽大。对于男性，这种外观显得非常强壮、具有权威性；而对于女性却显得面容老化和过于严肃，应用肉毒素注射治疗，可以满足患者的不同需求，根据其不同职业和性格特征选择个性化的治疗方式，无须手术而达到满意的效果。

（二）相关解剖

咬肌的起点主要分三部分，分别起自颧弓的不同层面与部位，止点位于下颌骨髁状突、下颌骨升支、下颌角和下颌骨体部下缘。咬肌的深部肌束起自颧弓后半部的下缘，止于下颌骨升支的后部和下颌角。中部肌束起自颧弓中1/3，呈扇形向下止于下颌骨升支的前部、髁状突和下颌角。表浅肌束颧弓的前部和部分颧骨体，向后止于下颌角。三股肌束在中部形成了重叠交错，成为咬肌的最厚部位，在用力咬牙时可以明显触及，咬肌的前缘常位于下颌骨升支前缘的后方。咬肌的体表位置比较容易判断，肌肉的前缘可以在用力咬牙时触及，上缘、下缘和后缘分别位于颧弓水平、下颌骨体部下缘和下颌骨升支后缘，因此，咬肌肉毒素注射的技巧相对容易掌握，唯一值得注意的是要避免注射入乙状切迹内，造成下颌骨升支内侧的翼外肌、翼内肌麻痹，严重影响咀嚼功能。

（三）药物配制

一般100U肉毒素应用2.5ml生理盐水稀释，药物浓度为40U/ml。

（四）注射方法与技巧

进行咬肌注射通常应用30G针头以保证进针深度可以达到下颌骨表面。为获得满意的治疗效果，两项注射参数最为重要：剂量与频率。通常首次剂量为每侧40U，分5～8点注射，注射后1～2个月再次注射，此后根据患者的肌肉运动情况和肌肉萎缩的情况决定是否进一步追加注射。维持剂量为每3～4个月每侧注射32～40U。有些患者不希望最大限度地降低下面部宽度，则在首次注射后直接进入维持剂量阶段。注射时须注意切勿在下颌骨乙状切迹内进针，以防将肉毒素注射入翼内肌，造成咀嚼困难。

对于咬肌明显肥厚的患者，首次剂量可以增加到每侧60U，如果剂量大于60U，则可能导致肉毒素向周围组织弥散，产生并发症。建议患者每个月复诊，以便随时根据注射效果调整剂量，制订下一步治疗方案。通过多次渐进的注射而降低下面部的宽度,其效果及安全性都优于一次性的大剂量注射。每个月每侧注射 40U, 连续注射 5 个月(40 + 40 + 40 + 40 + 40), 与每个月每侧注射 60U, 连续注射 3 ~ 4 个月(60 + 60 + 60)两种方法比较, 前者的疗效明显优于后者, 而不良反应却相对较少。

　　腮腺注射推荐首次剂量为每侧腮腺 40U, 注射部位为下颌角上方、耳前二指宽的位置, 注射后 3 周开始起效, 再次注射的剂量相同, 直到腮腺的体积显著缩小后改为维持剂量, 即每侧 30 ~ 40U, 间隔 4 ~ 6 个月注射一次。对于同时接受咬肌肥厚和腮腺肥大肉毒素注射的患者, 推荐的剂量为每侧咬肌 40U, 每侧腮腺 40U。

第四节　肉毒素注射并发症及预防处理

一、常见的术后正常反应

（一）术后即刻的正常反应

1. 肿、渗血与皮丘

即使是注射生理盐水后, 也会出现红肿、渗血及皮丘等症状, 再细的针也有相应大小的创伤, 针刺后少量药液与血液从针孔渗出, 用棉棒稍作擦拭, 轻轻按压数秒即可。

注入液体后, 局部增容肿胀, 形成小皮丘, 患者在进针时可自我感觉稍有疼痛, 注射后即感酸胀。若是真皮内表浅注射, 则会形成白色小皮丘（图2-9）, 提示注射层次正确, 正常情况下这些小皮丘会在 30min 内扩散, 2 ~ 3h即可自行消退。

进针或推药对人体多少有些刺激作用，免不了会有些红肿（图2-9），大多数人产生的红肿几可忽略不计，极少部分敏感体质的患者可能会在注射区出现较明显的红肿，且消退速度比正常人偏慢，但这并不影响最终的肉毒素治疗效果（图2-10）。

注射术后即刻对针孔擦拭消毒，再涂以少量抗生素软膏（常用的有红霉素眼膏、四环素眼药膏）保护创面，6h不要沾水即可。

术后嘱患者冰敷10～15min，可有效减轻疼痛与肿胀，同时观察有无急性过敏现象。

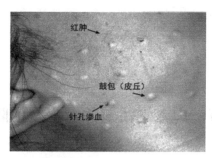

图2-9　注射后正常出现的红肿、渗血、皮丘

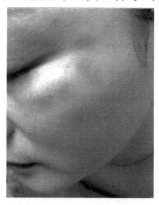

图2-10　敏感体质的患者注射后第1日针孔出现红肿

2. 误伤血管

注射肉毒素时点位较多，层次大多为肌肉层，从皮肤表面进针的过程中，免不了会扎到几处表面不可见的大、小血管（动、静脉皆有可能），因此引起局部较明显的出血肿胀，这也并非稀罕之事。

由于现在注射肉毒素的针头多为 30G 甚至更细微的小针头，因此，即使扎破了血管，也不会对血管造成多大的损伤，更不必担心会通过血－脑屏障影响中枢神经系统，只需使用棉签轻压数分钟即可止血。

术后嘱患者冰敷 10 ~ 15min，通过热胀冷缩的物理原理收缩血管，已形成的血肿也可在这一时间段消退大半。

注射针头刺入血管中时，患者可能会感觉到针刺点处较周围其他点位更为疼痛（也可没有任何异常感觉），不必担心肉毒素注射入血管后会像玻尿酸那样产生严重的栓塞反应，也不必担心肉毒素进入血液中会引发全身中毒，通常损伤血管时，单点注射量仅为 2U，即使这些毒素全部注入血管中，也会立即被稀释得无影无踪。因此回抽的动作亦是多余。

其常见的术后不良反应是可能会使靶肌肉注射的肉毒素量略少于对侧，大多情况下，一个点位的药量影响是无足轻重的，只会造成轻度的表情不对称，常难以察觉。倘若出现较为明显的不对称情况，只需在术后 1 个月左右，于表情肌抑制稍差的点位略做补充注射即可。

（二）肉毒素见效后的正常反应

1. 表情轻度僵硬

肉毒素的作用机制即是通过对表情肌动作的抑制，来使动态皱纹得到充分的舒缓和松解，起到皱纹变浅甚至消失的效果。因此表情轻度僵硬是正常的现象，也是起效的表现。

2. 紧绷感

患者自己会感觉到有紧绷感，尤其是在初次注射额纹或下颌缘提升等较大面积注射之后，紧绷感为正常现象，症状常于1周左右出现，2周至1个月时感觉最为明显，1～2个月后慢慢消退，或者说是患者开始逐渐适应这种紧绷感，倒并不是肉毒素药性开始减弱。

第2次以及再往后的几次注射，这种紧绷的异样感较第1次要弱得多。

3. 酸胀无力

在注射瘦脸（咬肌）或瘦小腿（腓肠肌）后，患者可能自我感觉有酸胀无力感，这是正常现象，常于1周左右出现，两周至1个月可逐渐适应而无异样感，此时肌肉开始逐渐萎缩，瘦脸、瘦小腿的效果方始出现。

4. 面部干燥

与全面部大面积注射肉毒素，抑制了皮脂腺的分泌有关，在干燥的北方的冬天，这一症状尤其明显，适当地涂抹润肤产品即可。

合理利用这一机制，小剂量、低浓度的肉毒素全面部注射，还可用于改善面部多汗、多油，治疗痤疮、腋臭等疾病。

5. 光滑透亮

主要出现在额部，与肉毒素注射后淋巴回流受阻有关，可自愈，无须特殊治疗，严重者可热敷，加速局部代谢。

二、注射偏差

注射偏差指的是因注射定位、注射层次、注射用量的偏差以及双侧注射不对称所带来的一系列不良反应，可出现面部表情不自然，轻度的外观影响，严重的还会短期影响视力，并对日常生活产生一定的影响。

因为没有器质性损伤，待肉毒素作用消退后，这些不良反应均可自行恢复。

1. 原因

额肌是上面部唯一的收缩力向上的肌肉，额纹注射后可导致额肌向上提拉的力量减弱，即使注射位置较靠上，位于安全区域内，亦难免会导致眉毛的位置下移，这是肉毒素额纹除皱注射术后，只可尽量减轻，却不可避免的副反应。

2. 症状

当注射位置越是靠近眉毛，抬眉的动作越是费力，以至于会出现睁眼费力的感觉，外观上看，上睑臃肿，重睑变窄，甚至消失。

若肉毒素用量过多、过于贴近眉毛，且注射过深，药液注射于骨膜上的疏松结缔组织间隙，而非额肌肌腹中时，肉毒素会弥散至上眼眶缘下，并影响提上睑肌的肌力，即出现上睑下垂。

3. 预防

（1）定点精确，下排注射点位距离眼眶上缘应大于2cm。

（2）勿过量注射，常规剂量20U就已经足够，最大注射剂量应控制在30U以内。

（3）操作经验丰富者，在肉毒素总剂量不变的情况下，可以用高浓度（1ml生理盐水配制100U肉毒素）的肉毒素更为精确地进行多点少量注射。

（4）注射入额肌肌腹中时，勿注射过深至骨膜层上疏松结缔组织间隙中；有经验的情况下可酌情使用立体多平面注射法，多排注射时，最下面一排（最靠近眉毛的）可注射于真皮深层。

（5）初学者若层次平面掌控不好，以"宁浅勿深"为原则，可均注射于真皮深层；第一次接受注射的患者，担心下压紧绷感过重，表情不自然，也可用此方法注射。

（6）切勿过频注射，同一部位尽量控制在1年两次的频率，尽量不要超过3次。

（7）事先告知患者会有眉毛轻度下垂的现象，早期会有额头紧绷、睁眼费力的感觉。

4. 治疗方法

（1）时间是最好的治疗方法。

（2）局部热敷理疗、蒸桑拿或平时多做运动，以促进局部血液循环，加速人体基础代谢率，可使症状加快恢复。

（3）眼部的症状使用新斯的明或新福林眼药水能有一定的缓解作用，症状极其严重者可参考重症肌无力的治疗方法。

（4）安普尼定眼药水可以改善药物引起的眼睑下垂，但这款产品为美国和德国生产，国内未正式上市。

（5）用含 0.2% 肾上腺素的眼药水连续滴眼 10 日，每日 3～5 次，也能有一定的缓解作用。

（6）庆大霉素"以毒攻毒"的方法（详见后文）尚缺少临床验证依据，仍存在很大的争议，非"死马当活马医"的紧要关头，不推荐滥用。

（一）下睑松弛

1. 原因

注射眼角纹（鱼尾纹）时点位过于偏向内侧或注射下睑纹时注射剂量过多，引起下睑眼轮匝肌松弛。

2. 症状

眼袋外观加重，严重者甚至还会出现松弛性的下睑外翻。

3. 预防

（1）注射鱼尾纹时，位置不宜太偏内；

（2）下睑纹注射时剂量要少，每点 0.5～1U，注射 1～2 点，总量不应超过 2U，注射层次较浅，为真皮中、深层；

（3）过于松弛的下睑纹注射治疗基本无效，建议手术治疗；

（4）下睑纹本身治疗效果有限，即使效果不理想也不要再次加量注射。

4. 治疗方法

（1）时间是最好的治疗方法；

（2）局部热敷理疗、蒸桑拿或平时多做运动以促进局部血液循环，加速人体基础代谢率，可使症状加快恢复。

5. 合理利用

下睑松弛未必是坏事，若反其道而利用之，对眼袋术后外翻的患者，在其下睑注射少量肉毒素，可以有很好的辅助治疗效果。

眼袋手术后外翻常于术后 1 个月左右，瘢痕收缩期时症状最为严重，若半个月左右消肿大半后就有明显的眼袋外翻症状出现，较早注射治疗效果更好；眼袋外翻修复术后的患者在术后 3 ~ 7 日即可注射肉毒素。

（二）视力影响

1. 原因

最常见于眼角纹注射点位偏内，剂量偏多，渗透至眼外肌，从而影响眼球的运动。额纹、眉间纹注射过多、过深而渗透也可对眼外肌有一定的影响。

眼外肌包括 4 条直肌（上直肌、下直肌、内直肌、外直肌）和两条斜肌（上斜肌、下斜肌），主管眼球的运动。眼球的正常运动即由上述 6 条眼外肌协同完成。如仰视时，必须两侧上直肌（向上内）和下斜肌（向上外）同时收缩。侧视是一侧的外直肌和另一侧的内直肌同时收缩；两眼聚视中线（聚合）时，则必须两眼的内直肌同时收缩方可。

2. 症状

出现视物模糊、对焦困难，出现叠影、畏光流泪、瞳孔放大等症状。

3. 预防

（1）定点精确，眼角纹注射时，最靠内的点位距外眦距离应＞ 1cm；

（2）针尖尽量朝向外注射，即远离眼球方向，以防止药物向内侧渗透；

（3）勿过量注射，常规每点注射 2U，双侧总量 20 ~ 25U 就已经足够，疗效不佳者不得盲目加量；初学者"宁浅勿深"，勿过量注射。

4. 治疗方法

（1）时间是最好的治疗方法。

（2）局部热敷理疗、蒸桑拿或平时多做运动，以促进局部血液循环，加速人体基础代谢率，可使症状加快恢复。

（3）畏光严重者可佩戴墨镜，尽量减少用眼。

（4）眼部的症状可使用新斯的明或新福林眼药水，能有一定的缓解作用，症状严重者可参考重症肌无力的治疗方法。

（5）用含 0.2% 肾上腺素的眼药水连续滴眼 10 日，每日 3 ~ 5 次，也能有一定的缓解作用。

（6）庆大霉素"以毒攻毒"的方法（详见后文）尚缺少临床验证依据，仍存很大的争议，非"死马当活马医"的紧要关头，不推荐滥用。

（三）表情扭曲

1. 原因

丰富的面部表情是人与动物的重大区别之一。

以口角 – 耳垂连线以及颧弓为界，大致可将人的面部分为 3 个区域。

上面部的表情肌是额肌和眼周的肌群，易产生动态皱纹，肉毒素治疗效果最好，上面部综合除皱的应用极其广泛，故为绿色标记（绿灯）。

由于语言功能的极度复杂，因此人类的口周围肌肉在结构上高度分化，形成一组复杂的肌群，呈对称性分布，在人类摄食、吸吮、吹奏、语言及表情中发挥重要作用。

中面部的表情肌为口轮匝肌上方的肌群，除皱效果差，注射肉毒素后容易出现表情僵硬或不对称现象，仅于露龈笑等肌力亢进的少数特殊情况下注射，故为红色标记（红灯）。

下面部的表情肌为口轮匝肌上方的肌群，谨慎小剂量注射、应用得当，可得到颏肌松解、口角上提等效果，注射的情况也较多，故为橙色标记（黄灯）。

正是由于面部的表情肌分工明确，分布复杂，故稍有不慎，注射点位失误，双侧注射不对称（含剂量、点位、层次的不对称）或因注射量过多而渗透至周边肌肉，都会导致面部表情的不自然，且表现各异。

2. 症状

静态表情尚可，动态表情僵硬、异常收缩或各种情况的不对称，尤其以微笑时歪嘴最为多见。

3. 预防

（1）熟悉面部的肌肉走向，明确肉毒素注射的适应证和禁忌部位；

（2）严格对称注射，即使在操作很熟练的情况下，也建议术前画好对称的点位再进行注射；

（3）宁少勿多、宁浅勿深。

4. 治疗方法

（1）时间是最好的治疗方法。

（2）症状不严重者以心理治疗为主。

（3）局部热敷理疗、蒸桑拿或平时多做运动，以促进局部血液循环，加速人体基础代谢率，可使症状加快恢复。

（4）肉毒素做的是减法，患侧肌力减弱，虽是异常的一侧，却无法进行有效的治疗，只能将错就错地将正常一侧的肌力降低，以达到相对平衡的状态，而并非真正治愈。因此只对症状较为严重的患者使用，对注射者的要求颇高，要求能在肌力正常或略有亢进的一侧寻找到最合适的平衡力点，再少量尝试性地注射较高浓度的肉毒素（100U/ml，以提高精确性，减少弥散度）。

（5）严格遵循"宁少勿多"的原则，以适当调整为主，切不可要求完全矫正而使健侧注射过多，从而引起更为严重的表情障碍。

（四）口角歪斜

1. 原因

口角歪斜是表情扭曲中最常见、最为明显的一类并发症，与盲目的口周注射或精细定位不对称有关。

2. 症状

微笑时口角歪向一侧，笑容极其诡异。

3. 预防

（1）注射口周肉毒素尤其应谨慎，精确地对称定位；

（2）治疗效果因人而异，若疗效不佳，可结合玻尿酸的填充口角提升术，不得强行增加肉毒素的用药量；降口角注射定位应在鼻翼与口角连线延长线、口角至下颌缘中下1/2～2/3处，左右各注射1点。降口角肌越靠下越是宽大，越靠上越是狭窄，更易打偏影响其他肌肉的运动，因此注射位置除特殊情况外，切忌偏上。

4. 治疗方法

（1）时间是最好的治疗方法。

（2）症状不严重者以心理治疗为主。

（3）局部热敷理疗、蒸桑拿或平时多做运动，以促进局部血液循环，加速人体基础代谢率，可使症状加快恢复。

（4）在肌力正常或略有亢进的一侧，寻找到最合适的平衡力点，少量尝试性地注射较高浓度的肉毒素（100U/ml，以提高精确性，减少弥散度）。

（5）严格遵循"宁少勿多"的原则，以适当调整为主，切不可要求完全矫正而使健侧注射过多，从而引起更为严重的表情障碍。

（五）嘴唇闭合困难

1. 原因

颏肌是下唇区唯一收缩力向上的肌肉，正常闭嘴时颏肌处于正常松弛状态，做用力闭嘴或噘嘴动作时颏肌收缩，有时会形成砾石样外观，与插入局部真皮的颏肌纤维过度收缩有关。严重下颏后缩的患者闭嘴状态时颏肌呈绷紧状态，进一步加重了后缩外观，对颏肌稍作松解，再辅助玻尿酸注射能得到非常好的治疗效果。

出现嘴唇闭合困难的症状，多是因为颏肌注射量过多，也可因为注射点位偏上，导致药物渗透至口轮匝肌区域；若定点过于靠外或注射过多药物扩散至两侧，还会影响降下唇肌的功能，会使患者出现下唇活动的障碍。

2. 症状

嘴唇闭合费力，甚至闭合困难，不自觉地流涎，下牙龈处有异物感，食物残渣难以自我清理。

3. 预防

（1）多数情况下在颏肌肌腹中段稍偏下左右各注射 1 个点位，有些特别严重的患者也可在中点上方和下方各增加两个点位。

（2）每点 2U 就可满足治疗需求，切勿注射过多。

（3）一定要明白口轮匝肌并不是只分布于嘴唇区域，4 点法中，中央上方点位勿离唇部太近，以免影响口轮匝肌的环缩功能。

（4）两侧的点位勿太靠外，以免影响降下唇肌的功能。

4. 治疗方法

（1）时间是最好的治疗方法。

（2）局部热敷理疗、蒸桑拿或平时多做运动，以促进局部血液循环，加速人体基础代谢率，可使症状加快恢复。

（3）以心理治疗为主。

（六）小腿酸软

1. 原因

小腿轻度的酸软是肉毒素瘦小腿注射后出现的正常现象，严重的酸软则与肉毒素用量过多以及个人体质的耐受性密切相关。

小腿是承载全身重量的肌肉，注射剂量小，几乎无效果，注射剂量过大，对行走功能多少会有些影响。因此，尽量不要注射瘦腿针。

2. 症状

小腿微感无力，寻常走路并无明显症状，倘若走上坡路，或登楼梯后，酸软即愈发明显，与剧烈运动后的酸软感类似，实际上运动量并不大，稍作休息便可缓解。

小部分患者会感觉行走无力或站立不稳，有些是患者主观的心理感觉，医学检查并无行走异常和障碍，也有一些是因为原来用于行走的肌肉群萎缩，正处于协同肌肉群代偿性适应的过程之中，多数可在 3 周后自行缓解。

3. 预防

（1）明确适应证，患者年龄小于 30 岁，皮下脂肪菲薄，腓肠肌肥大突出，边缘呈块状外形者为瘦腿针注射治疗的适应证，腿上脂肪过多、过于肥胖或高大、小腿承重较多，过多地要求腿围变细以及运动员或以舞蹈为职业者不宜行此项治疗。

（2）注射于小腿边缘，对外形轮廓影响最大的区域，而非分散注射于整块腓肠肌。

（3）切勿过多、过频地注射，否则会有全身中毒的风险，国内外有些学者认为，注射肉毒素总量＜ 400U 是安全的，但在国内已有数例因瘦腿造成肉毒素全身中毒的报道，因此作者认为，将总量控制在 200U 更为安全可靠，若效果实在不明显，可在 1 个月后再次补充 100U，不应过分追求疗效而扩大单次注射的用药量。

（4）由于注射 1 次的注射剂量较大，有少数患者在注射多次后可产生抗体，多次注射后治疗效果会明显变差，应先暂停治疗，待 1 ~ 2 年后再注射或更换其他型号的肉毒素（国内尚无 B 型和 C 型肉毒素产品）。

4.治疗方法

（1）时间是最好的治疗方法。

（2）多步行运动。

（3）局部热敷理疗、蒸桑拿，以促进局部血液循环，加速人体基础代谢率，可使症状加快恢复。

（4）以心理治疗为主。

（七）颈部无力

1.原因

人类是最奇怪的动物，男人们拼死拼活要练出来的一些肌肉，比如斜方肌，以越发达越为美观，而到了女人身上就如临大敌，巴不得切之而后快。因此在瘦脸针与瘦腿针的基础上，瘦肩针就这样被"发明"了出来。

有些患者有颈椎病，颈部的肌肉亢进，在斜方肌处少量注射肉毒素可以缓解肌张力，减轻症状，是合理的治疗方法。

对正常的斜方肌注射过多的肉毒素，作者认为无太多可取之处。

首先躯干部的肌肉不似小腿的腓肠肌那般远离"中央"，即使功能部分受阻也不至于对生活造成太大影响，也不似面部的肌肉那般纤细，2U 的肉毒素就会带来极大的作用效果，注射过少，可能无任何效果，注射过多，渗透蔓延，又可能会带来其他不必要的不良反应，得不偿失。

2.症状

主要是肩、颈部无力的现象，易疲劳，抬头费劲，抬臂酸软等。

3.预防

除了颈椎病肌张力亢进的患者，不建议在该区域注射。

4.治疗方法

（1）时间是最好的治疗方法。

（2）坐位时可用手托下颌缘的动作支撑，以减轻颈部受力。

（3）局部热敷理疗、蒸桑拿或平时多做运动，以促进局部血液循环，加速人体基础代谢率，可使症状加快恢复。

（4）以心理治疗为主。

三、注射瘦脸针后的异常症状

（一）面部凹陷

1. 原因

多由于注射瘦脸针时注射点位稍偏上，咬肌萎缩后，中面部的衔接过渡处出现凹陷而引起，多数患者在注射前就有此症状，只是未受重视，待注射后症状加重才发觉。

2. 症状

耳前方咬肌上缘处出现 1 处明显凹陷，咬牙时加重。

3. 预防

（1）沿耳垂与口角做连线，注射区域应在连线下方。

（2）咬肌并不十分肥厚，仅要求下颌缘紧致的患者，只需 3 点注射一排即可。

（3）常规注射是 5 个点，中点位置为咬肌最凸起处，可注射 50% ~ 60% 的剂量（多数情况下单侧总量 40U 已足够），剩下的 30% ~ 40% 则根据周围肌肉的厚度，合理地分布于周围 4 点，而不是平均分布，靠上方的点注射量可少于其他各点，原本就有中面部轻度凹陷的患者，上方点位可不注射，熟练者可通过中央 1 个进针点，完成 4 个方向的注射，可达到同样的注射效果。

（4）术前照相，方便对比凹陷的程度是否与注射肉毒素有关，以防纠纷。

4. 治疗方法

（1）时间是最好的治疗方法。

（2）局部热敷理疗、蒸桑拿或平时多做运动，以促进局部血液循环，加速人体基础代谢率，可使症状加快恢复。

（3）多咀嚼硬的食物可加快咬肌的恢复。

（4）原本就伴面颊凹陷且较为严重的患者，可配合玻尿酸、左旋聚乳酸或自体脂肪的填充进行综合治疗。

（二）"加强型"导致的表面凹陷

1. 原因

有些医生喜欢在肉毒素中加入少量的曲安奈德注射液，以增加肉毒素的治疗效果，称之为"加强型"瘦脸针。

曲安奈德为合成型长效的肾上腺皮质激素类药，有持久而强大的抗感染、抗变态反应作用，局部注射会使软组织萎缩，因此广泛用于瘢痕增生的治疗。

在肉毒素中加入少量（容积＜20%）的曲安奈德注射液，确实可增强肉毒素的瘦脸效果，并增加效果的维持时间，减轻耐药性，对于咬肌过度肥大或已经有轻微的耐药性、单纯注射肉毒素效果不明显的患者，不失为一个合理的治疗方法。

曲安奈德局部使用的常见不良反应是表面凹陷、脱色，混入肉毒素中浓度过高、注射层次偏浅极易发生这些现象。

2. 症状

注射后两周左右，出现表面的凹陷，1个月时最为明显，脱色、无痛，偶有痒感，6个月后多可自行恢复。

3. 预防

（1）肉毒素中尽量不要加曲安奈德注射液。

（2）特殊情况下加入，配比浓度不得超过20%，即1ml的混合液中，曲安奈德注射液原液不得超过0.2ml。

（3）注射层次一定要深入咬肌肌腹偏下方，勿注射于皮下或真皮层中。

（4）出针时要停止注射，避免药物残液渗入注射针孔。

4. 治疗方法

（1）时间是最好的治疗方法，半年后多可自愈。

（2）局部热敷理疗、蒸桑拿或平时多做运动，以促进局部血液循环，加速人体基础代谢率，可使症状加快恢复。

（3）1个月后，表面微针治疗可加速皮损的修复。

（三）面部下垂

1. 原因

有些年纪偏大或皮肤较为松弛的患者，在咬肌注射后，瘦脸效果明显，但同时出现了面部支撑力的下降，松弛的皮肤随即出现下垂外观。

2. 症状

下面部松垂，下颌缘轮廓不明显。

3. 预防

（1）勿过度瘦脸，肉毒素勿注射过多、过频。

（2）对于面部松弛较严重的患者，在注射咬肌的同时，可行微量表浅注射法下颌缘提升术。

4. 治疗方法

（1）以微量表浅注射法下颌缘提升术补充注射肉毒素。

（2）配合埋线提升术效果更佳。

（四）笑容僵硬

1. 原因

注射时进针点位向上超过安全线或向前超过咬肌的解剖边界线，肉毒素作用于笑肌或其他口周的表情肌而引起。

要注意设计与注射操作体位要一致，体位改变可能引起注射偏差。还要注意的是，有时即使进针点在安全区间内，药物也可能会渗透至安全区间外或是因为术后不当的按压而加大了药物的扩散。

2. 症状

轻度的微笑僵硬或不对称（图2-11a、b），由于咬肌位置比较偏远，即使注射有偏差，亦不会对面部正中的表情肌产生影响，因此对表情的影响大多并不严重。

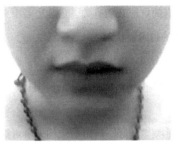 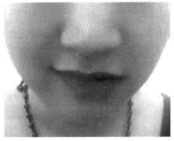

图 2-11 a 肉毒素注射瘦脸后，静态　　图 2-11 b 微笑时口角向一边歪斜

3. 预防

合理用量，在安全区域内注射。

4. 治疗方法

由于症状大多轻微，更建议随时间流逝而自行恢复，而非强行在相应的对称肌肉中注射肉毒素矫正，以免因用量难以控制而造成新的、更为严重的表情不自然。

（五）"蛙腮"畸形

肉毒素注射咬肌后，尚未出现瘦脸的效果，反而在咬肌部位出现鼓包样外观，因形似青蛙鼓鼓的腮，故谓之为"蛙腮"畸形。

1. Ⅰ型：血肿型

（1）原因：与注射过程中刺伤小血管产生血肿有关。

（2）症状：在注射过程中患者会突然感觉有异常的疼痛（相比对侧），注射完抽针后即刻就可见鼓包产生。由于刺伤小血管本身就是较小概率的事件，因此多发生于单侧，很少两侧同时"中奖"。

（3）预防：小概率事件终究难免，操作熟练利落可进一步减少发生概率。

（4）治疗方法：术后即刻冰敷约15min即可见症状明显缓解，3～7日后可痊愈，不必担心肉毒素入血有何后遗症，亦不必太担心影响治疗效果。

2. Ⅱ型：水肿型

（1）原因：与肉毒素产品中所含有的抗原杂质有关，也和患者个人的敏感体质有关，可将其视为一种迟发性的过敏症状。

（2）症状：在注射完后即刻无任何异常，1周左右症状出现，咬肌部体表微鼓，咬牙时鼓起更为明显，触之较为柔软，似吸水后的海绵状，除外观不佳外，患者自觉无任何不适。

（3）预防：敏感体质或以前有过Ⅱ型"蛙腮"畸形病史的患者可选用纯度更高的肉毒素产品。

（4）治疗方法：以心理治疗为主，告之患者无须治疗即可痊愈，嘱其安心等待。

3. Ⅲ型：局部肌力亢进型

（1）原因：较为少见，与肉毒素毒征有关，主要是注射时药物分布不均匀或注射过浅导致，部分咬肌纤维因肉毒素影响而使收缩力减弱，并逐渐萎缩，而未受肉毒素影响的咬肌肌力代偿性增加，肌纤维增粗，从而形成鼓包外观。

（2）症状：症状出现较晚，要1～2个月后症状才会慢慢出现，当症状较为明显时患者才"突然发现"顺着咬肌纤维有条状凸起，咬牙时症状尤其明显，鼓包处触感坚硬，为明显肌肉质地，若不治疗，鼓起可持续半年之久。

（3）预防：注射层次准确，推注药物时均匀缓慢。

（4）治疗方法：在鼓起最明显的部位点状补充注射10～15U肉毒素即可。

4. Ⅳ型：感染型

（1）原因：多与无菌操作等不当行为有关或患者本身面部存在感染病灶。

（2）症状：多出现于单侧，除出现"蛙腮"样外观外，还会伴有局部红、肿、热、痛、胀等典型感染特点，较易鉴别。

（3）预防：无菌操作过关，开启的药物应及时使用。

（4）治疗方法：抗感染治疗。

第三章

眼整形术的基本原则和基本技术

第一节　眼整形患者的术前准备

眼整形术是眼科医生所遇到的最具挑战性的手术。患者往往期望值过高，有时不切实际。尤其对于纯美容性手术，则患者要求更高。必须做详细的术前检查以期获得长久的效果，避免并发症。

一、术前检查

（一）全身检查

仔细询问全身及眼部病史，注意有无全身疾病及眼部疾患、用药情况以及有无药物过敏史。对于患有高血压、糖尿病、甲状腺功能异常、血液病或肝、肾疾病者，术前须经内科治疗且稳定后方能手术。服用阿司匹林、华法林等抗凝药物者，须停药两周以上，以免术中及术后出血。如发现患者有精神异常或心理障碍，最好不手术或暂缓手术。

（二）眼部检查

术前应做详细的眼部检查以排除眼部病变。视力、裂隙灯等检查可发现有无干眼症及角膜病变；眼眶检查通常可查出下列疾病：如甲状腺疾病通常影响眼眶组织导致不同的软组织改变眼睑退缩、突眼、明显的上睑或下睑眼眶脂肪突出；眼眶及泪腺肿瘤可引起上睑下垂或上睑饱满。Schirmer试验用以评估泪腺的基本分泌功能。如5min滤纸湿长＜10mm称为泪腺分泌功能低下，上睑下垂矫正量及去皮量应保守些，以减少术后角膜病变的危险性。

Bell现象可了解术后角膜的保护情况，如Bell现象消失或差，则提示手术量须保守，因为即使少量的眼睑闭合不全也可引起暴露性角膜炎。眼睑及面部的仔细检查，查明有无眉下垂。随年龄增长，眉部皮肤松弛，致整个眉毛下垂，加重上眼睑松弛。正常眉毛位置距睑缘上方＞5mm或位于上眶缘上。眉下脂肪脱垂或突出可造成外侧眉部及上眶缘饱满的外观，该眉下脂肪也称为轮匝肌后脂肪。

上、下睑位置的精确测量指标：①角膜反射光点至上睑缘的距离。②上睑缘至睑板上方皮肤反折处（重睑皱襞下缘）的距离，即暴露在外的重睑宽度。如松弛皮肤完全遮盖上睑，则MFD等于0。③上睑缘至上睑重睑线的距离。当一眼存在上睑下垂时，两眼的MCD可不对称。测量提上睑肌肌力对于上睑下垂手术方式的选择极为重要。

在下睑，须检查下方巩膜暴露量，测量下方角膜缘至下睑缘的距离，正常值为0。如＞2mm，则说明存在下睑退缩或下睑松弛。行下睑袋整复术时，术前须检查下睑眼眶脂肪脱垂的部位及范围、有无下睑水平松弛，如存在下睑水平松弛，手术中须同时矫正。

（三）其他检查

若病情需要，可选择性地进行视觉电生理检查及眼部B超检查。对于眼眶骨折，可行CT检查。对于眼眶肿瘤，可行B超、CT扫描及MRI检查等。

二、术前谈话与签字

术前谈话是沟通术者与患者对手术的目的及所能达到的手术效果认识的重要环节，术前谈话时须与患者对本次手术的部位、希望通过该手术解决哪些问题进行沟通，了解他们的心理动态及对手术的要求。医生应科学地、客观地根据患者的实际情况，向他们说明手术的难度、所能达到的效果及可能出现的术中、术后并发症，使患者明白基本的手术方法及预期的效果，这样才能使医患密切配合，争取好的手术效果。

医生通过与患者术前谈话，进行思想沟通，告知患者手术的方法、手术所能达到的预期效果、手术的风险、术中术后可能出现的问题等，患者签字并存档。

三、医学照相

医学照相于 1926 年由 Noel 首次提出，它是记录眼整形美容患者术前情况、术中过程及术后效果的极其重要的资料，是评价手术效果的可靠依据，可以表达文字所不能完全表达的内容。多次手术前后照片积累起来，不仅可以说明手术过程，也是医生总结和积累经验的必要资料。同时能使患者形象地看到手术前后容貌的变化及手术效果，在发生医疗纠纷时提供最有力的依据。

医学照相不同于一般的生活照相，必须重点突出眼面部的情况。病变有时虽然只限于单眼，但照片必须包括双眼以作对照，还须从多个角度进行拍照。

第二节　眼整形手术的设计

眼整形术包括因外伤、炎症、肿瘤或先天原因所造成的眼睑及眼眶畸形的矫正以及单纯性眼美容手术。

眼整形美容要遵循一定的原则，如各种皮片和皮瓣的制备，各种组织移植以及人工材料充填的基本原理，各种缝合、切口剥离的基本操作等。由于眼部整形美容所涉及的范围广泛，情况各有差异，没有固定或典型的手术模式和程序可以遵循，如眼睑缺损，就可以有不同的手术方案，既可以用局部皮瓣，也可以采用游离植皮等。究竟选择哪种手术方案，医生必须根据具体情况来决定。因此，眼整形美容术的设计，既要考虑患者的局部情况和特点，又要考虑患者的职业特点和本人要求，灵活地运用某些基本原则，选择一个较合适的方法，才能取得较为满意的效果。眼整形美容术的设计须注意以下几点：

（1）在浸润麻醉前应先用亚甲蓝或甲紫画出切口走向，如果在浸润麻醉后再画线，会因组织肿胀而影响切口高度。

（2）注意组织收缩及吸收率，设计时要考虑皮片及皮瓣的收缩以及各种组织移植的吸收率，其中要特别注意游离植皮的收缩。

（3）要考虑到上睑和下睑的差异，上睑较下睑略为前突，而且上睑要求活动度好，而下睑相对稳定。但重力对下睑的影响较上睑显著得多。同样的游离植皮，在上睑可以做也可以不做睑缘粘连术（如果皮片不大），而在下睑因重力关系如果不做睑粘连术，很容易因皮片继发性收缩而导致下睑外翻。

（4）要考虑到双眼的对称性。一个手术如以单眼来看，手术可能是满意的，但两眼不对称，就不是令人满意的手术。如单眼上睑下垂而提上睑肌肌力差，需做利用额肌的手术，但额肌手术后向下注视时术眼上睑不能与健眼同步下落。为了保持动态对称，可考虑做双眼额肌手术，以获得双眼动态对称。

（5）在眼睑修复中要考虑到眼睑水平张力。长期睑外翻或佩戴过大的义眼，常造成眼睑松弛，必须做眼睑全层部分切除以增加眼睑的张力。

（6）手术前仔细观察患者皮肤及皮下组织情况。如在做上睑皮肤松弛矫正手术时，要观察上睑皮肤松弛情况。若按双重睑术画线，则当皮肤切除后，形成的上睑皱襞就会太高。另外，要观察眼眶脂肪膨出情况，哪里应该多切些，哪里应该少切些，在术前坐位时就该观察清楚，因为手术位（卧位）眼眶脂肪向后退缩，不易估计眼眶脂肪的情况。

（7）分期手术在眼整形术中是经常性的。患者迫切求医的心情可以理解，但勉强将几个手术合在一起做，则可能影响手术效果。如鼻泪管骨折致慢性泪囊炎伴有眶壁骨折或眼睑需修复者，应先处理慢性泪囊炎，两周后再考虑做其他手术。又如内眦或外眦韧带断离伴有上睑下垂的病例，合理的方法应先修复内眦或外眦韧带，以增加水平张力，二期再做上睑下垂矫正术。再如结膜囊狭窄而又需做眼球摘除羟基磷灰石眼座植入者，如同期做眼座植入及口腔黏膜移植，则增加了感染的机会。曾有一同期手术患者，因术后感染无法控制，最终不得不将眼座取出。目前多采取分期手术，增加了手术成功率。

（8）考虑复视情况。在眼整形手术中，功能是第一位的。在外伤中许多患者伴有眼外肌麻痹，如外伤性上睑下垂伴眼外肌麻痹者，假如复视不能矫正（手术或戴三棱镜或两者均用），则不能行上睑下垂矫正术。

第三节　眼整形手术时机的掌握

手术时机的掌握要根据不同情况分别对待。有些手术应该早做，如眶壁暴裂性骨折，如果在伤后 3 周内手术，其效果就会好得多。若延期手术，则嵌入眶壁的软组织机化，既增加了手术的难度，也使手术效果大为逊色。而在另外一些手术，则要在伤后一定时间才宜进行。眼面部机械性损伤或热灼伤，如果没有眼睑闭合不全等并发症，宜在伤后半年左右，待瘢痕软化后进行手术，效果会好些。如果角膜暴露明显，则需及早进行手术。在上睑下垂中，75％为先天性上睑下垂。以往不少人认为要在 5 ~ 6 岁以后进行手术，而现在，在麻醉安全的前提下，可提前到两足岁施行手术，这有利于患儿的身心发育。在外伤性上睑下垂中，因为有很大一部分人会自行恢复，所以要在伤后半年至 1 年才考虑手术，神经麻痹性上睑下垂也是如此。在化学性眼外伤，除了要及时冲洗（包括前房冲洗），需结膜移植、羊膜移植或角膜移植者应及时手术。

第四节　切口

在局部浸润麻醉前，应该先用亚甲蓝或甲紫画出切口行走的方向。为了减少手术后的瘢痕，切口应选在比较隐蔽的地方，且切口方向尽可能与眼睑皮肤自然皱纹（皮纹）的方向一致（图 3-1），这样可使瘢痕隐蔽在皱纹之中。而且，当眼轮匝肌收缩时，肌肉的收缩方向与切口一致，这样的切口张力小，不易多开。另外，由于皮肤的弹力纤维的排列与皮纹方向一致，切断的弹力纤维就少，术后的瘢痕也就减少了。

做切口时手术刀的刃口应该锋利，不锋利的手术刀会造成锯齿状切口，形成不整齐的切口线，同时由于挤压会造成更多的细胞破坏。常用的为 11 号尖头刀片。在使用尖头刀片时，不宜用刀尖做切口，这样切口深度不易控制，而应使用刀刃，并使刀刃与组织面呈 45°～ 60° 角。在切口两端或在切口转角时，使用刀尖切口的深度应该一致，且与组织面垂直（图 3-2），这样可减少手术后的瘢痕。在眉部或邻近睫毛处行切口时，应该使切口与毛干方向一致，以减少眉毛或睫毛毛囊的破坏。

由于眼睑皮肤是全身最薄的皮肤，真皮层很薄，所以手术后形成的瘢痕很小。在设计切口时，应尽可能把切口设计在眼睑上。在再次或多次手术时，在不影响组织张力、外形和功能的情况下，应尽可能把前次的瘢痕切除。

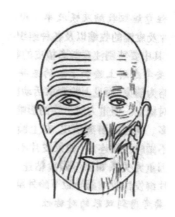

图 3-1　眼面部皮纹分布

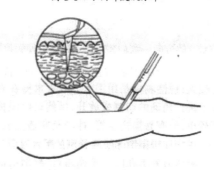

图 3-2　切口与组织面垂直

第五节　止血

眼睑血供丰富，所以抗感染力强，创口愈合快。但手术中出血也较多，妨碍视野而影响手术操作，且容易造成皮下瘀血或术后眶内血肿而影响伤口愈合，甚至导致视力丧失。手术时要随时注意止血。

一、压迫止血

温湿盐水压迫止血为简便、有效的止血方法，可使毛细血管闭合而凝结止血。眼部手术中的出血，多为弥漫性渗血，经压迫后多能止血，不损伤组织。尤其在眼球摘除术中剪断视神经及血管束时，用热盐水纱布加压后可收到满意的止血效果。一般需加压 3 ~ 5 分钟。

二、电凝止血

可用高频电刀或双极电凝器。高频电流可以凝结小血管而止血，其通过电热作用使血液凝结。电凝止血确切，可缩短手术时间。电凝止血时，止血钳应准确地夹住出血点或血管断口处再通电电凝止血，或用双极电凝镊子直接夹住出血点。在做翼状胬肉切除术时，也可用烧灼止血。

三、结扎止血

除非有较大的动脉性出血，一般不用结扎止血，以减少线头引起的肉芽增生。一般弥漫性渗血经压迫后多能止血。即使有明显的动脉出血，用血管钳夹一定时间后也往往能止血。在放血管钳时应先用力夹一下，然后取下血管钳。对于骨面出血，可用骨蜡涂于骨面。

第六节　剥离

剥离的目的在于减低创缘的张力，或松解瘢痕，或分离暴露组织，或制作皮瓣。剥离分钝性剥离和锐性剥离两种，钝性剥离是借助于手术剪或止血钳张开时的张力将组织分开，由于挤压、牵拉作用，对组织损伤较大；锐性剥离是用手术刀或手术剪在直视下进行精确的切割或剪开，虽然对组织损伤较小，但容易损伤血管、神经及穿透皮肤。在手术中应根据情况使两者相互配合应用。

剥离时要求在同一平面进行，解剖层次要清楚，并应该避免不必要的或过度的剥离。

第七节　缝合

眼整形美容术中，通过缝合要求达到创缘对合良好，创缘无内卷，张力适中，以减少术后瘢痕的形成。缝合时要有足够的深度，缝线通过创缘两侧组织的深度要一致，以避免创缘高低不平。如创口深，为消灭无效腔宜分层缝合。张力过大的创口，应通过足够的皮下潜行剥离或通过"z"成形术或其他辅助切口减少张力。切口张力过大时勉强予以缝合，会造成创缘哆开或愈合后瘢痕明显。缝线瘢痕影响美容效果。其发生的原因主要是缝合时张力过大，拆线时间太晚，缝合时大针粗线及缝合的组织过多、过紧等。眼面部的缝线一般在术后 5~7 天拆除。如拆线时间超过 10 天，就会产生缝线瘢痕。

一、材料

据报道，公元前 5000 年即有人用天然材料缝合伤口。20 世纪 40 年代人工合成缝合材料的诞生及 70 年代初人工合成可吸收缝线的临床应用，大大提高了伤口的愈合能力。在整形美容领域中，正确选择缝合材料，对于减少手术瘢痕具有非常重要的作用。

关闭创口的缝合材料的选择须根据以下几个因素：组织的类型和部位、创口的张力、伤口是否感染（污染伤口）、患者对拆线能否配合等。通常，缝针、缝线应尽可能细。如创口张力较大，则要用较粗的缝线。

（一）缝线

理想的缝线应具备以下特性：较高的张力强度，易于结扎，能形成牢固的线结，局部炎性反应轻，能抗感染，最终当伤口愈合后缝线能完全被吸收。但目前尚无一种缝线能完全达到以上要求。

1. 缝线的制作材料及方法

制作眼科缝线的材料有蚕丝、动物肠纤维、不锈钢丝、鼠尾纤维及人工合成材料，如尼龙、聚丙烯、聚酯、聚乙醇酸线、聚二氧杂环乙酮及乙醇酸与乳酸的共聚物等。缝线有单丝线和编织线两类。常见的编织缝线有丝线、聚酯缝线及 Polyglaetin910 缝线，单丝缝线有尼龙缝线、聚丙烯缝线等。

2. 各种缝线的特性

编织缝线表面摩擦力较大，通过组织时不如单丝缝线容易，但形成的线结比较牢固。编织线的纤维可自行松散，故缝合操作较困难。编织线在组织内形成通道可能会出现液体渗漏或导致细菌进入。单丝线柔软性较好，其线结的断端无刺激性。但尼龙、聚丙烯缝线的末端较坚硬，有回弹性，形成的线结可自行松脱。在打结时，需绕 2 ~ 3 个线圈打第一个线结，然后在其上再打 2 个牢固的方结。

3. 可吸收缝线与不吸收缝线

缝线一般分为可吸收线（单纯肠线、铬肠线、vicryl、dexon、PDS）和不吸收线。通常，可吸收缝线在 60 天内丧失缝线的张力，不吸收缝线维持张力的时间则较长。丝线一般在两年左右 100% 丧失张力；两年后，dacron 还保持 95% 的张力，尼龙线保持 70% 的张力，而 prolene 则几乎保留 100% 的张力。皮肤缝合一般用非吸收缝线，须在 10 天内拆线。常用的缝线为 5-0

号、3-0 号丝线的无损伤缝线，但对于不合作的婴幼儿，现在采用 vicryl 快速吸收缝线，术后无须拆线。深层组织可用 5-0 号或 6-0 号可吸收缝线。做骨移植或内眦韧带断离修复时用 0 号尼龙线或细的不锈钢丝，现在多用钛钉、钛板固定。

（二）缝针

在眼整形美容术中，缝针的选择也是十分重要的。缝针的类型决定其穿透皮肤的难易度，大小及形状影响其对组织的损伤程度。缝针有以下几种形状：三角针（一般三角针及反三角针）、铲形针和圆针。三角针或反三角针在眼整形美容术中应用最多，铲形针较常用于睑板及结膜的缝合，圆针主要用于缝合结膜组织。常用的缝针为 1/2 圆 4×6、4×10、4×14 的三角针及 3×12、4×10 的圆针。也常用 8-0 号或 9-0 号缝线的铲形针。

二、缝合方法

缝合技术较缝合材料的选择重要得多。缝合伤口的目的是减少瘢痕形成，以达到美容上可以接受的效果。缝合方法包括间断缝合、连续缝合、褥式缝合和"8"字形缝合。

（一）间断缝合

这是最常用的缝合方法，它具有下列优点：①创缘闭合良好；②每根缝线可单独调节张力；③不会像连续缝线那样可能造成创缘扭曲；④如一根缝线松脱，不会影响整个创口。缝合时进出针处距创缘 1.5 ~ 2mm。进针时要略向创口外侧倾斜，绕过创口底部，以同样深度及倾斜度从对侧出针，这样可避免无效腔形成。如果进针很浅，只注意皮肤的对合，可留下无效腔，并可因渗血及组织液充盈其间而造成感染。即使无感染，也可因渗血机化而造成明显的瘢痕。如遇较深的创口，应分层缝合，先将创口深部的软组织做对位间断缝合，然后再缝合皮肤，或采用"8"字缝合法关闭。皮肤创缘要求结扎后呈轻度外翻，而不使其内卷，因为在伤口愈合过程中，创缘会沿着切线而内陷。这对于睑缘的缝合尤其重要，因为在睑缘，即使是很轻微的内陷，也可导致明显的切迹。"Y"形切口的三角形尖端的缝合方法，缝针先自一侧皮肤穿入创缘，再横行穿过三角形尖端的真皮下或皮下，然后由对侧创缘相应厚度处穿出皮肤，轻轻拉拢结扎，使尖端能与两侧吻合，这样的缝合不会影响尖端处的血供。尖端的血供受到影响，尖端组织会产生坏死，造成更多的瘢痕。一般的三角瓣尖端可直接做尖端的对合缝合，但要注意两侧的缝线不要阻断从三角形基部来的血供。

（二）连续缝合

皮内及皮肤连续缝合可用于皮肤张力较小的区域，在睑袋矫正、泪道手术及结膜创口的关闭时可以应用。皮内连续缝合由于皮肤面无缝线穿出，故术后缝线印记不明显。由于眼睑真皮层很薄，皮内连续缝合时有一定的困难，容易造成组织扭曲、张力不匀等现象，需注意缝合技巧。如配合美容胶布固定，则效果更佳。

（三）褥式缝合

分为水平和垂直性褥式缝合两种，常用于张力较大的切口缝合。水平褥式缝合可用于睑缘创缘的关闭、睑粘连术、外眦成形术以及张力大的供皮区或口腔黏膜切取处创口的关闭。垂直性褥式缝合有利于创缘外翻及关闭无效腔，但在眼整形美容术中用得不多。

（四）"8"字形缝合

"8"字形缝合可选择用于睑缘创口的关闭。

总之，要减少瘢痕的形成，必须消灭无效腔和使用深层缝合以减少创缘张力，通过缝合使创缘呈轻度外翻状态。

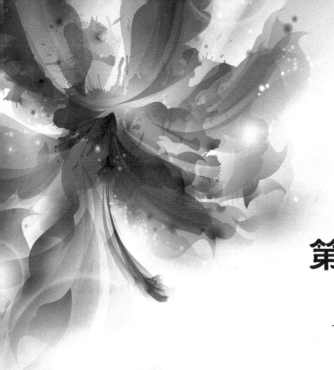

第四章

上睑下垂

第一节 应用解剖和生理

提起上睑的肌肉主要是提上睑肌。Müller肌和额肌可看做是提上睑肌的协同肌，有一定的提上睑作用。各种原因引起的提上睑或Müller肌的功能不全或丧失，可导致不同程度的上睑下垂。

一、提上睑肌的解剖与生理

提上睑肌起自眶尖肌肉总腱环之上方，在上直肌的上方、额神经的下方沿眶上壁向前行走，并逐渐呈扇形散开，形成提上睑肌腱膜。在到达上睑板上缘时（东方人往往在睑板前面），与眶隔纤维互相融合。腱膜的大部分纤维附着于上睑板前面，并延伸到睑板中1/3与下1/3交界处。虽然提上睑肌肌腹比较窄，但其腱膜部分比较宽，所以它可附着整个睑板水平宽度。部分腱膜纤维通过眼轮匝肌与上睑皮下发生联系，即产生上睑皱襞，俗称双眼皮。上睑下垂的患者，由于提上睑肌肌力差，往往无上睑皱襞。提上睑肌全长50～55mm，其中腱膜部分长15～20mm。提上睑肌腱膜向颞侧扩展部分止于眶外侧缘的颧结节，为提上睑肌腱膜的外角，这部分腱膜将泪腺分为浅层的睑部泪腺和深层的眶部泪腺。向鼻侧扩展部分止于后泪嵴，形成腱膜的内角，内角通常比外角薄弱。在先天性上睑下垂的患者，内角和外角特别是外角往往很紧，导致上睑运动受限，是造成上睑迟滞的原因之一。在做提上睑肌缩短术时，应将内、外角剪断。

提上睑肌近上眶缘处，其肌鞘增厚形成上横韧带，又称节制韧带或称Whitnall韧带，它通常位于提上睑肌前面，也可包围着肌肉。韧带的颞侧部分扩展到眶部泪腺，鼻侧部分与滑车筋膜相连，在一定程度上起着限制上睑过分运动的作用。在做提上睑肌缩短或折叠术时，应在韧带与提上睑肌之间进行剥离或在韧带两侧予以剪断。

提上睑肌的运动由动眼神经上支支配。各种原因引起的动眼神经受损，也可导致上睑下垂。

二、Müller 肌的解剖与生理

在提上睑肌腱膜的后面附着有平滑肌 –Müller 肌。它起自上睑板上缘上方约 12mm 处提上睑肌腱膜后面，止于上睑板上缘。肌肉长约 12mm，宽约 15mm。即使在严重的上睑下垂病例，Müller 肌往往还能起一定作用。下睑也有类似的肌肉，只是不及上睑宽大有力，它收缩使下睑下移。当Müller 肌兴奋时，可增宽睑裂 3mm 左右。

Müller 肌由交感神经支配。交感神经疾病也可引起 MMüller 肌功能受损导致轻度上睑下垂，称为 Homer 综合征。

Müller 肌肌功能测定：将浸有 1 ：1000 肾上腺素溶液和 5% 可卡因溶液的小棉片置于上穹隆，或 10% 新福林溶液滴于上穹腱膜前间隙，10min 后如上睑提高，说明 Müller 肌有功能。

三、腱膜前间隙及腱膜后间隙

在眶隔前轮匝肌及眶隔的后面、提上睑肌腱膜的前上方，为腱膜前间隙，脂肪充填其中。其矢状切面呈三角形，其顶与眶上壁接触。在做提上睑肌缩短术时，应在此间隙的后下方或打开眶隔向后上方剥离，以将提上睑肌前表面与眶隔和眶脂分离。在辨认和分离提上睑肌腱膜时，应注意这些重要的解剖标志。腱膜后间隙位于提上睑肌腱膜与 Mailer 肌之间，其中有周围眼睑动脉弓。当上睑翻转时，腱膜前间隙变狭，而腱膜后间隙增宽。在行睑板Mailer 肌切除时，由于腱膜后间隙增宽，提上睑肌腱膜不会被切除。

四、额肌的解剖与生理腱膜后间

额肌是帽状腱膜的延续部分，通过帽状腱膜与枕肌相连。额肌止于眉部皮肤深层，没有骨性附着点，其肌纤维呈纵行走向。在上睑下垂的情况下，额肌是提高上睑的重要肌肉，但它提上睑的作用，必须通过皮肤、皮下组织和眶隔的传递，所以在提高上睑时眉毛一起上抬，眉部与发际间的距离变短。而各种利用额肌的上睑下垂矫正术，则是使额肌直接与睑板发生联系，从而达到并加强其提上睑作用。

额肌由面神经支配，如果面神经麻痹，则不能选用利用额肌的手术。

五、上直肌的解剖与生理

上直肌与提上睑肌在胚胎发育时起自同一中胚叶胚芽，因此，上直肌与提上睑肌的位置和作用方向均较为接近。除了提上睑肌、Müller 肌、额肌可提高上睑外，眼球上转可使上睑最多提高 2mm 左右。因此，过去曾利用上直肌治疗上睑下垂，但因术后易发生角膜暴露、三角畸形、复视和斜视等，目前很少采用。仅于上睑下垂合并下颌 – 瞬目综合征者可以考虑。

六、眼轮匝肌的解剖与生理

眼轮匝肌可看作为提上睑肌的拮抗肌，眼轮匝肌痉挛时可引起假性上睑下垂。眼轮匝肌根据部位不同可分为睑板前轮匝肌、眶隔前轮匝肌及眶部轮匝肌。眶部轮匝肌最宽，越接近睑缘，肌纤维越少。

上睑眼轮匝肌由面神经颞支支配，下睑眼轮匝肌由面神经颧支支配。肌纤维包绕眶隔和睑板。

七、Bell 现象

当闭合双眼时，眼球自动向上或向外上方偏斜，是一种正常生理保护现象，称 Bell 现象。

有些情况下，术前 Bell 现象存在，术后由于疼痛，眼轮匝肌不收缩，

Bell 现象可暂时消失。先天性上睑下垂常伴有上直肌麻痹，或同时伴有下斜肌功能不全，以致 Bell 现象消失，遇此情况，手术量要保守。

八、Sherrington 法则与 Hering 法则

支配眼球运动的眼外肌有两个法则：Sherrington 法则在同一眼的拮抗肌群中，一方的肌肉收缩时，它的对抗肌肉则松弛。Hering 法则两眼配偶肌，接受中枢同等量的冲动。

在一定程度上，以上两法则也适用于与上睑运动有关的诸肌肉。两眼的提上睑肌是配偶肌，额肌可以看作是提上睑肌的协同肌，而眼轮匝肌则为其拮抗肌。①根据 Hering 法则双眼提上睑肌是协同肌，接受同等量的中枢冲动。因此，在临床上可以见到双侧上睑下垂的病例，如一侧下垂严重，另一侧很轻，则轻度下垂侧可表现为正常大小的睑裂，当下垂严重一侧经手术矫正满意，轻度下垂侧即表现出睑裂缩小。在单侧上睑轻度下垂的病例，正常一侧可表现为上睑位置过高。因此，无论双眼或单眼上睑下垂，均应分别遮盖一眼来观察一下，对制订手术方案是有益的。在双侧不对称的老年性上睑下垂病例，如果首先对轻度下垂一侧施行手术矫正，矫正量合乎要求，但术后可能出现"矫正过度"，但当重度下垂一侧施行手术后，这种矫正过度便会消失。②根据 Sherrington 法则在眼轮匝肌痉挛或收缩时，由于拮抗肌－提上睑肌松弛，再加上眼轮匝肌力量要比提上睑肌强得多，所以上睑不能提高，这就是许多不合作的儿童上睑下垂手术易于失败的原因之一。因此，有人建议在不合作的儿童，手术后不是包扎术眼，而是包扎非手术眼，以迫使其用术眼视物，从而减少术眼眼轮匝肌的收缩，提高手术成功率。

第二节 上睑下垂的发病率、病因和分类

一、上睑下垂的发病率

发病率各家报道不一。Berke 在 200 例连续病例中发现 88% 是先天性的。Beard 报道 62% 为先天性。Fox 报道 90% 为先天性。Mayo 医院 150 例连续病例中 75 例为先天性。总之，先天性上睑下垂占有较大比例。

二、上睑下垂的病因和分类

上睑下垂从不同角度有多种分类方法。无论何种分类各有其优缺点。根据病因分类能比较系统地对上睑下垂的特征、发病机制进行论述和分析，有助于对此病的全面认识、诊断和治疗。以下是综合的分类方法。

（一）先天性上睑下垂

1. 单纯性上睑下垂

它是由于提上睑肌发育异常而致其功能减弱，甚至丧失，不伴有眼外肌功能障碍以及眼睑或其他部位畸形的上睑下垂。临床所见大部分先天性上睑下垂属于此类。

2. 上睑下垂伴上直肌部分麻痹

文献报道，有 5%～6% 提上睑肌发育不良者伴有上直肌功能下降，这是因为提上睑肌和上直肌在胚胎时来自同一中胚叶胚芽，遇此患者处理更困难。个别患者还伴有下斜肌麻痹。

3. 上睑下垂综合征

除上睑下垂外还伴有小睑裂、倒向型内眦赘皮、内眦间距增宽，也有人称为小睑裂综合征或 Komoto 四联症，还见有小眼球、睑缺损、多指（趾）、并指（趾）等。

4. 协同性上睑下垂

（1）下颌 - 瞬目综合征：静止时一侧眼睑下垂，当咀嚼、张口或下颌朝向对侧移动时，下垂的上睑突然上提，甚至超过对侧高度。以往认为其原因可能是由于三叉神经核的翼外神经部分与提上睑肌的神经核区域间存在异常联系，或三叉神经与动眼神经之间在周围发生运动支的异常联系，但现在认为是中枢性的。

（2）动眼神经错位再生性上睑下垂：眼球和眼睑运动随着注视方向改变存在着分离关系。典型病例是在原位注视时有 1 ~ 3mm 上睑下垂，向某方向注视时下垂更为明显，而向另一方向注视时（多为内转），上睑下垂可以消失。

（3）Duane 综合征：又称眼球后退综合征，是一种累及水平眼外肌的疾患。外转高度受限，内转也受限。内转时，眼球向眶内轻度退缩，睑裂随之缩小；外转时，睑裂恢复正常或轻度开大。睑裂缩小是由于眼球后退眼睑失去支撑所致。

5. 先天性第Ⅲ对脑神经麻痹

由于提上睑肌麻痹，而轮匝肌张力存在，导致上睑下垂。

（二）后天性上睑下垂

1. 神经源性

（1）动眼神经麻痹：动眼神经的核上性、核性或周围性病损，都可能造成上睑下垂。这种上睑下垂可单独存在，但更多的还伴有眼外肌麻痹、瞳孔异常。其病变的性质可以是发育异常，也可以是外伤、肿瘤、炎症、血管病变以及内分泌或代谢性疾病如糖尿病等。

（2）后天获得性 Homer 综合征：为交感神经麻痹的部分症状，多见于颈部手术、外伤与甲状腺疾病患者。因上睑 Müller 肌麻痹而上睑轻度下垂；因下睑 Müller 肌同时受累，眼轮匝肌力量相对增强，结果下睑位置略高而形成小睑裂；因眶内平滑肌麻痹，眼球后陷；因瞳孔开大肌麻痹，故瞳孔缩小。此 4 种症状构成 Homer 综合征。

（3）偏头痛性上睑下垂：在偏头痛发作时或发作后出现轻度的肢体瘫痪或眼肌麻痹上睑下垂，头痛缓解后，仍可持续一段时间。

（4）多发性硬化症：为中枢神经系统原发性脱髓鞘疾病。少数患者可有动眼神经、外展神经麻痹，而致上睑下垂、眼肌麻痹等症状出现。

2. 肌源性

（1）慢性进行性眼外肌麻痹症：为少见的累及提上睑肌和眼外肌功能的进行性疾患。其特征为双上睑下垂和双眼向各方向运动受限。病因不明。一般 30 岁以前发病，先有上睑下垂，以后眼球运动逐渐障碍，尤以上转肌受累明显。

（2）重症肌无力：此类型在肌源性上睑下垂中最常见，发病机制为神经肌肉交接处神经递质传递发生障碍。上睑下垂往往是首发症状，也可能是相当长时间的唯一表现，可以是单侧或双侧，伴有或不伴有眼外肌运动障碍。上睑下垂有典型的"昼轻夜重"和"疲劳"现象，新斯的明试验或 Tensilon 试验可做鉴别。

（3）肌强直综合征：多有家族史，全身横纹肌受累，提上睑肌、眼外肌偶可受累，而致上睑下垂，眼外肌麻痹。

（4）进行性肌营养不良症：是一种由遗传因素引起的慢性进行性疾病，临床可分为 5 型。眼肌型较少见，呈进行性双眼睑下垂和眼外肌麻痹。

3. 腱膜性上睑下垂

各种原因引起提上睑肌腱膜的损伤（如裂孔形成等）而造成的上睑下垂，统称为腱膜性上睑下垂，是临床上较为多见的一种上睑下垂。常见原因如下：

（1）外伤性：包括钝挫伤、锐器伤及过度牵引眼睑等。

（2）退行性（老年性）：随着年龄增长，腱膜有自行断裂或裂开形成裂孔的倾向，当遇老年皮肤松弛，眼睑负重增加等情况，更容易发生。手术中发现老年性上睑下垂患者的睑板前面光滑，提上睑肌腱膜在睑板前的附着明显减少。

（3）睑松弛症。

（4）长期佩戴接触镜。

（5）眼部手术（医源性）：如双重睑手术、上方结膜肿瘤切除手术，若操作不当，均可能导致腱膜的损伤，内眼手术如白内障术后、视网膜脱离复位术后、抗青光眼术后也可发生，原因可能是手术中上直肌牵引时间过长、术后长期眼睑肿胀导致提上睑肌腱膜发生断离。

（6）慢性水肿：如甲亢、过敏等。

（7）激素性上睑下垂。

4. 外伤性

（1）撕裂伤、切割伤：可以部分或完全断离提上睑肌和腱膜而造成上睑下垂。

（2）眼球摘除、开眶术：如操作粗暴，有可能损伤提上睑肌和 Müller 肌而致上睑下垂。

（3）开颅术：可能损伤动眼神经而造成上睑下垂。

（4）其他：内眼手术、眼肌手术、眼睑手术或放疗、眶内异物、眶底骨折、眶内血肿。

5. 机械性

（1）肿瘤：上睑神经纤维瘤、血管瘤、淋巴血管瘤等可使上睑重量增加，引起机械性上睑下垂。

（2）浸润：如肿瘤侵犯提上睑肌和 Müller 肌则加重重力因素所造成的上睑下垂。

（3）炎症：如重症沙眼等，既可加重上睑重量，也可侵犯 Müller 肌而引起上睑下垂。

（4）睑松弛症（肥厚型）：可因泪腺脱垂、眼睑肿胀等加重上睑重量而致上睑下垂。

（5）其他瘢痕性、假体引起。

（三）假性上睑下垂

外观显示上睑呈下垂状态，但客观检查提示提上睑肌功能正常，上睑的真实位置也正常。常见于以下几种情况。

1. 上睑皮肤松弛

由于上睑皮肤松垂，遮盖了上睑缘，重者可遮挡瞳孔，影响视力，但提上睑肌功能并无障碍，若提起上睑皮肤，则显露正常睑缘位置。通过去除多余皮肤，可使外观改善。

2. 上睑缺乏支撑

在小眼球、眼球萎缩、眼球内陷、眼球摘除等情况下，由于眼睑后面失去支撑力量，致使眼睑塌陷，睑缘低于正常。

3. 特发性睑痉挛

由于眼轮匝肌痉挛，使睑裂变小，显示"睑下垂"外观，痉挛轻重、频度不同则表现轻重不一。长期的眼轮匝肌痉挛，可引起腱膜分离导致腱膜性上睑下垂。

4. 眼位异常

有上斜视患者，眼球上转瞳孔可被上睑遮挡，易被认为存在上睑下垂，应对照健眼并检查提上睑肌功能，加以鉴别。

5. 保护性上睑下垂

光亮度改变致反射性半闭睑裂，或在风尘吹拂中半闭睑裂，或儿童为避免复视而强烈收缩眼轮匝肌等，均系保护性闭眼的假性上睑下垂。

三、上睑下垂的其他分类方法

国外文献报道认为，传统的分类有些欠妥，主要缺点分为先天性和后天性两大类，而忽略了致病原因。Frueh 认为应该强调的不是在什么时候，而是在什么地方产生了缺陷。虽然新的分类方法尚未完成，但 Beard 基于病因提出的分类是有用的。几乎所有的上睑下垂病例都适合这种分类，但有时不止属于分类中的一种。

（一）提上睑肌发育不良

包括单纯性提上睑肌发育不良以及伴上直肌功能减低。

（二）其他肌源性上睑下垂

包括小睑裂综合征、慢性进行性眼外肌麻痹、眼咽综合征、进行性肌营养不良、重症肌无力和先天性眼外肌纤维化。

（三）腱膜性上睑下垂

包括老年性上睑下垂、迟发性遗传性上睑下垂、对腱膜的应力或损伤、白内障术后、其他局部外伤后、睑松弛症和 Graves 病。

（四）神经源性上睑下垂

包括动眼神经麻痹、外伤后眼肌麻痹、动眼神经错位再生性上睑下垂、下颌 – 瞬目综合征、Homer 综合征、偏头痛性眼肌麻痹症和多发性硬化症。

（五）机械性上睑下垂

包括肿瘤所致和瘢痕所致。

（六）表象性上睑下垂

包括眼睑后面缺乏支撑、发育障碍和上睑皮肤松弛。

第三节　上睑下垂的病理

先天性上睑下垂的原因绝大多数是提上睑肌发育不良。从组织切片可以看出，下垂越轻，提上睑肌所含的横纹肌肌纤维数量越接近正常；下垂越重，所含的肌纤维就越少。少数病例是由于提上睑肌的外角和内角以及上横韧带太紧，限制了提上睑肌的运动。在先天性上睑下垂中，不少患者与遗传有关。

1955 年，Berke 和 Wadsworth 报道，出生后及出生时损伤所致的上睑下垂在前部提上睑肌横纹肌纤维发育良好，他们也发现，Marcus–Gunn 综合征患者标本上横纹肌纤维正常。而出生时即有上睑下垂者，根据严重度而有不同程度横纹肌纤维减少。Isaksson 早在 20 世纪 60 年代，通过光学显微镜及电镜也有相应的结论。Hornblass 等人用电镜检查前部提上睑肌标本发现，在先天性者有肌纤维变性、线粒体增生和微管系统的改变，而无再生证据。而后天性者有弥漫性肌丝变细，线粒体及微管系统没有变化，他们认同Berke、Wadsworth 和 lsaksson 的看法，先天性上睑下垂是原发性肌肉发育不良。

腱膜性上睑下垂，可见提上睑肌腱膜的结构发生改变，腱膜缺损，表现为腱膜伸长、变薄、裂孔、部分或全部从睑板表面断裂。光镜显示：腱膜伸长变薄部分有胶原变性、脂肪组织浸润以及纤维化改变，Müller 肌大多正常，Reeh 等人在电镜下发现退行性（老年性）上睑下垂的腱膜纤维模糊不清，在某些区域呈现核破碎现象。腱膜断离通常发生在腱膜远端接近睑板处。因为腱膜上部接近肌腹，由于来自横纹肌的血管和肌纤维伸到腱膜，一般比远端腱膜厚且有弹性。因此，腱膜断离很少发生在上部，而常发生于薄弱的腱膜远端，如眶隔相连的终末部，裂孔常见于腱膜中央。

第四节　手术时机

一、先天性上睑下垂

（一）一般情况

以两岁以后手术为宜。年龄过小，患儿不合作，眼轮匝肌收缩力量过强，手术不易获得满意效果。

（二）严重的双眼上睑下垂

在麻醉安全的情况下，可提早在1岁左右手术，以避免头向后仰伸、脊柱后弯等畸形产生。

（三）不伴有斜视、屈光不正、屈光参差

由于向下注视时（如视近物），不会受下垂的上睑干扰，很少会产生弱视。所以，对单侧性上睑下垂，或双眼不严重的上睑下垂，可以考虑在学龄前手术或能在局麻下完成手术时手术，效果会更好。但为了改善外观及有利于患儿心理健康，也可早些时候手术。

（四）伴有眼外肌麻痹

要考虑术后是否会发生复视，应先矫正斜视再矫正上睑下垂。

（五）先天性上睑下垂伴有眼部或其他部位异常

如 Marcus-Gunn 综合征，大部分患者随着年龄增长，症状逐渐减轻或消失，至青春发育期后下垂仍明显者，才考虑手术治疗。如小睑裂综合征，最好分期手术，首先做内、外眦成形术，半年后再行上睑下垂矫正。因前者属水平向的睑裂开大，而后者属垂直向矫正，两个互相垂直方向的手术一次完成，势必影响手术效果。如果因经济或其他原因，要求一次手术者，也可考虑一次完成。

二、后天性上睑下垂

（一）与全身疾病有关的上睑下垂

在查明上睑下垂原因后，经治疗病情稳定时间在6个月以上方可考虑手术。

（二）神经源性上睑下垂

如动眼神经麻痹，需在病情稳定6个月以上，才考虑手术。如伴有其他眼外肌麻痹，应先矫正复视，才能进行手术。

动眼神经错位再生性上睑下垂，多见于颅、眶外伤后。眼球和眼睑运动随着注视方向改变存在着分离关系。典型病例是在原位注视时有 1 ~ 3mm 上睑下垂，向某方向注视时下垂更为明显。而向另一方向注视时（多为内转），上睑下垂可以消失。处理这种情况要达到双侧对称相当困难，需要把一侧提上睑肌（有时需双侧）部分切除（不仅是切断），然后再做额肌悬吊术。手术应在眼睑及眼球位置稳定后、复视得以矫正或消失、上转受限有了改善时才考虑手术。由于这类患者眼球上转受限，Bell 现象缺乏，手术后出现角膜并发症的概率增加。手术量要保守些，以减少并发症的发生。

（三）外伤性上睑下垂

一般需在创伤愈合后 1 年，提上睑肌功能恢复已处于稳定水平以及局部瘢痕软化后手术。如确定系提上睑肌撕裂或断离，可立即手术修复。

（四）肌源性上睑下垂

如重症肌无力所致上睑下垂，药物治疗效果不佳，上睑下垂较为固定，

1年后可考虑手术。

（五）机械性上睑下垂

在治疗原发病的基础上，根据具体情况，采用适当措施治疗上睑下垂。

（六）腱膜性上睑下垂

在遮盖视轴或影响外观的情况下即可手术。

第五节　上睑下垂的术前检查

手术前的检查是手术能否取得满意效果的基础。通过详细的术前检查，不但决定手术方式和手术量的选择，同时对手术的预后和有可能出现的并发症做出正确判断，以便在术中和术后妥当处理，提高手术成功率。

一、确定上睑下垂的病因

了解病史，根据临床表现及检查，是否经过治疗以及采用的何种手术方法，确定属于哪一类上睑下垂，必要时可做以下鉴别检查。

（一）新斯的明试验或 Tensilon 试验

1. 新斯的明试验

确定是否重症肌无力所致。用新斯的明 0.5 ~ 1mg 肌内注射或颞侧皮下注射。0.5 ~ 1h 内肌力明显恢复者，即可明确诊断。

2.Tensilon 试验

静脉注射 Tensilon 2mg（15min 前注射 0.25mg 阿托品），1min 后配合肌电图检查效果最显著。

（二）可卡因和肾上腺素试验或 10%去氧肾上腺素试验

可除外交感神经性下垂和测试 Müller 肌功能。

（三）咀嚼下颌运动试验

用以排除 Marcus-Gunn 综合征。该综合征者，当将口张开，或下颌移向对侧时，睑裂开大；反之，上睑下垂。

（四）排除全身情况

必要时需请神经内、外科医生会诊，或借助 B 超、X 射线、CT、磁共振等影像学检查。

二、眼部检查

1. 测远、近视力。

2. 眼表疾病与眼底等检查。

3. 角膜知觉试验：①角膜无知觉不能手术；②对有角膜疾病的患者应首先治疗，以防术后因暂时性睑裂闭合不全而加重角膜疾病，以及其他失误发生。

4. 泪液试验：做 Schirmer 试验以了解泪液分泌功能，如属低界限，上睑下垂不宜完全矫正。

三、提上睑肌肌力测定

提上睑肌肌力的大小对手术方式的选择具有重要作用，因此，正确测量提上睑肌肌力十分必要。提上睑肌肌力测量方法如下：用拇指向后压住患侧眉部，注意压住整个眉部，而不是压住一点，这样才能较完全地阻断额肌的提高上睑的作用。嘱患者尽量向下注视，用米尺零点对准上睑缘，再嘱患者尽量向上看，睑缘从下向上提高的幅度（以 mm 来表示）即为提上睑肌肌力。在压迫眉部时，必须注意是向后压，向上压可使上睑向下运动受到限制，向下压则使上睑向上运动受阻，都会影响检查的正确性。根据临床手术选择的需要,可将肌力分为3级:良好(≥10mm)、中等(4～9mm)、弱(<4mm)。一般来说,肌力越差,下垂越明显。各类型的上睑下垂表现不尽相同,如外伤性或老年性上睑下垂,下垂很明显而肌力往往是好的。反之,有些先天性上睑下垂,下垂并不严重,但肌力却很差。而具有上睑皱襞(双眼皮)的患者,其肌力必定是良好的。小儿无法测定肌力,但可通过观察有无上睑皱襞以及额肌收缩的情况来判断。Lift建议:如翻转上睑后能自行复位则肌力较好;反之,则肌力较弱。根据Fox统计,78.5%的正常人在无额肌帮助下,提上睑肌肌力为13～16mm。我国正常人的提上睑肌活动幅度平均为(13.37±2.55)mm,额肌活动幅度平均为(7.92±2.74)mm。如果有额肌参与,75%～82%的人上睑向上运动幅度为16～19mm。

四、下垂量的测定

通常情况下,正常人在自然睁眼原位注视时,上睑缘位于瞳孔上缘与角膜上缘之间中点水平,即上睑缘覆盖上方角膜1.5～2.0mm。对单侧眼患者来说,下垂量的测定很简单:测量原位时的两侧睑裂高度,两者之差即为下垂量。除了在原位注视时测量外,还应测量向上、向下注视时的睑裂高度。先天性上睑下垂患者,向下注视时上睑往往不能随眼球的下转而下移,使睑裂增宽。而其他类型的上睑下垂者,向上、向下注视时,下垂量基本不变。不合作的幼儿测量相当困难,需仔细观察。根据测量的结果,将上睑下垂分为轻度下垂(1～2mm)、中度下垂(3mm)和重度下垂(1>4mm)3种临床类型。

五、有无上睑迟滞

正常人当眼球下转时,上睑随着眼球下转而下落。先天性上睑下垂患者由于提上睑肌外角、内角或上横韧带太紧,或提上睑肌纤维化,当眼球下转时上睑不能随之下落,是为上睑迟滞。这种情况只出现在先天性上睑下垂的患者，而其他类型患者无此现象，因此可作为与其他类型上睑下垂鉴别的重要依据。值得注意的是，这种现象手术后不会消失，可造成睡眠时睑裂闭合不全。这时，手术矫正量要保守一些。

六、上直肌及其他眼外肌检查

先天性上睑下垂常伴有上直肌麻痹或不全麻痹，或同时有下斜肌功能不全，以致 Bell 现象消失。遇此情况手术纠正量要减少一些，以尽可能减轻或消除手术后的眼睑闭合不全。外伤性或神经源性上睑下垂还可以伴有其他眼外肌麻痹而出现复视。这时，下垂的上睑会掩盖复视症状，如要矫正上睑下垂，则需先解除复视症状，否则上睑下垂矫正后患者复视更趋明显。

七、额肌肌力的测定

嘱患者向下看，额肌伸展放松，将米尺 "0" 刻度置于眶缘眉弓下缘处（事先做一标记），再嘱其尽力向上看，额肌收缩，眉部上提，观察眉下缘上提毫米数，即额肌运动幅度，我国正常人平均为（7.92±2.74）mm。

测定额肌的力量，可预测利用额肌的手术后效果，一般情况下，额肌肌力 >7mm，预后较好，< 7mm 则较差。额肌肌力很差或面神经颞支受损造成的面瘫或周围性面瘫，均不能选择利用额肌的手术。

八、Müller 肌功能测定

将浸有 1 ∶ 10000 肾上腺素和 5% 可卡因的小棉片置于上穹隆，或 10% 去氧肾上腺素滴于上穹隆，10min 后如上睑提高，说明 Müller 肌有功能。

九、术前常规检查和术前照相

术前应尽可能做血常规、尿常规、胸片、心电图及出凝血时间等检查，术前照相可作为术后对比之用。一方面可作为医学资料保存，更重要的是可以减少不必要的医患纠纷。上睑下垂患者术前应做原位、向上注视、向下注视 3 个位置的照相。

第六节　上睑下垂的术式选择

一、手术目的

矫正上睑下垂的目的在于提高上睑，恢复正常的睑裂高度，使视轴摆脱下垂上睑的干扰，在考虑功能的同时尽可能达到美容目的。理想的手术结果应达到下列要求：①两侧上睑在原位注视时以及运动时基本对称，包括上睑皱襞和睑缘弧度自然对称，双侧眉毛高度一致等；②视轴完全暴露，并保持正常的眼睑开闭和瞬目；③睡眠时眼睑闭合正常；④睫毛不因手术而变得杂乱或被破坏，无睑内翻或睑外翻，无结膜脱垂；⑤术后不干扰泪液分泌。

由于患者情况各不相同，而且每一种术式都有其优点和不足之处，所以实际工作中很少能达到完全理想的程度。如阔筋膜悬吊术后的患者，难免存在眼睑闭合不全，尤其是单侧下垂患者术后，双侧上睑运动时很难达到对称。此时，不妨将健眼同时做筋膜悬吊术，以达到双侧动态对称。

二、手术方式的选择

任何一种矫正上睑下垂的手术方式都不可能适合于所有上睑下垂病例。因此，在认真做好术前检查、掌握好手术时机的基础上，更重要的是选择一种最适合于患者的手术方式。手术方式的选择主要根据患者的提上睑肌肌力，参考下垂量来决定。

（1）提上睑肌肌力＜4mm 时，应选择利用额肌力量的手术。此类手术方法繁多，悬吊的材料也多种多样，如吊线术、硅胶带悬吊术以及目前最常采用的额肌瓣悬吊术和阔筋膜悬吊术。

（2）提上睑肌肌力 4 ~ 9mm 时，应选择做提上睑肌缩短术。

（3）提上睑肌肌力 ≥ 10mm 时，既可做提上睑肌缩短术也可选择做提上睑肌折叠术，如下垂量 ≤ 2mm 者，还可选择做睑板 – 结膜 –Müller 肌切除术、睑板 – 腱膜切除术或结膜 –Müller 肌切除术。

（4）腱膜性上睑下垂，应首选提上睑肌腱膜分离修复术（或提上睑肌折叠术），也可选择睑板 – 结膜 –Müller 切除术等。

（5）利用上直肌的手术，术后可能产生垂直性复视，且无特别的优点，除特殊情况外，一般不宜采用。

第七节　上睑下垂的手术方法

一、缩短或增强提上睑肌力量的手术

（一）提上睑肌缩短术

1. 适应证

临床上常用于提上睑肌肌力 ≥ 4mm 的先天性、老年性、外伤性或其他类型的上睑下垂。

2. 缩短量的估计

缩短量的多少主要取决于提上睑肌肌力的强弱，再参考下垂量的多少，不能机械地依据下垂量来决定缩短量。根据临床经验确定缩短量的依据有下列几点：

（1）提上睑肌肌力：肌力越好，缩短量越少，肌力越差，则所需缩短量越大。

（2）上睑下垂的类型：先天性上睑下垂缩短量要多些，老年性上睑下垂则少得多，外伤性上睑下垂多介于两者之间，根据提上睑肌损伤程度而定，一般情况下，先天性上睑下垂的缩短量需＞10mm，而老年性上睑下垂则＜10mm。

（3）下垂量：一般来说，下垂量越大，缩短越多，下垂量越小，缩短越少。

（4）提上睑肌的弹性：手术中在切断内、外角后，如发现提上睑肌的弹性很好或较好，说明上睑下垂的部分原因是因内、外角太紧限制了上睑的活动所造成的。遇此情况可较预期减少一些缩短量，一般可按少矫正 1mm 下垂量来计算。

（5）要求矫正的程度：有些上睑下垂的患者不可充分矫正。如进行性眼外肌麻痹者，若矫正至正常人高度，则术后极易发生暴露性角膜炎，术中矫正量应保守。另外无 Bell 现象或上睑迟滞明显者，矫正也必须保守些。而一般患者则要求将上睑提高至正常人的高度，缩短量要多些。

3. 提上睑肌缩短量的确定

对于成年上睑下垂患者，一般在局部麻醉下施行手术，术中可以让患者睁眼及坐起以观察缩短量是否足够，术中进行调整。而儿童因为在全身麻醉下手术，术前须事先算出可能需要的缩短量。下面介绍一些学者根据自己的实践经验提出的确定手术量的公式或数据。

（1）一般情况下，缩短量遵循下列原则：每矫正 1mm 下垂量需缩短 4～6mm。即肌力为 4mm 者，以 6mm 计算；肌力为 5～7mm 者，以 5mm 计算；肌力为 8mm 或以上者，以 4mm 计算。

（2）先天性上睑下垂，肌力在 4mm 者，缩短 20～24mm；肌力为 5～7mm 者，缩短 14～18mm；肌力为 8mm 或以上者，缩短 10～12mm。

（3）提上睑肌缩短术不同于利用额肌的悬吊手术，后者所选择的病例肌力都在 3mm 或以下，手术后随着时间的推移上睑位置会逐渐下降。而提上睑肌缩短术，按不同的肌力术后上睑位置可以继续提高、不变或下降，一般肌力弱者，术后上睑位置不变或下降，肌力强者术后上睑位置多继续提高。

（4）提上睑肌的缩短量根据术前测得的下垂量，即根据术前角膜反射光点至上睑缘的距离（MRD）来决定。

（5）Smith 根据不同肌力设计的术中下垂的上睑应矫正的高度及术后的预期变化。

4. 手术方式

提上睑肌缩短术包括内外路结合法、外路法（经皮肤）及内路法（经结膜）3 种手术方法。

（1）内外路结合以外路（经皮肤）为主的提上睑肌缩短术：内外路结合以外路（经皮肤）为主的提上睑肌缩短术的优点是解剖标志明确，暴露清晰，缩短量易于调整。手术时如发现上睑弧度不满意、内翻倒睫等，处理均较为方便。这是目前最常应用的手术方式之一（图 4-1）。

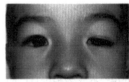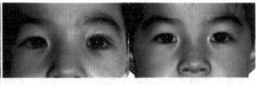

A   B

图 4-1　提上睑肌缩短术矫正上睑下垂术前（A）及术后（B）

①用亚甲蓝画出术眼的上睑重睑线，一般距睑缘 5 ~ 6mm，应遵循双眼对称原则进行画线（图 4-2）。如为单侧性上睑下垂，则患侧的上睑重睑线的弧度、走向、高度应与健侧一致或略低于健侧，健眼如无重睑，则可同时做上睑重睑成形术。

②用 2% 利多卡因加适量 1：100000 肾上腺素在眼睑及眶上缘皮下做浸

润麻醉。

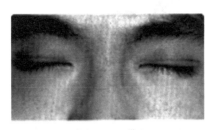

图 4-2 用亚甲蓝画出皮肤切口线

③沿画线切开皮肤和皮下组织，暴露眼轮匝肌。用有齿镊在睑板下缘前方提起轮匝肌，在中央横形剪开轮匝肌，并向两侧延伸剪开至切口全长，剪除部分睑板前轮匝肌切口下分离不要太靠近睑缘，以免损伤睫毛毛囊及睑缘动脉弓。

④在切口上方眶脂肪隆起最高处横形剪开眶隔，即暴露眶隔后、腱膜前眶脂肪，切除眶脂肪或烧灼眶脂肪使眶脂肪后退，即可暴露其下面银白色的提上睑肌腱膜。

⑤用眼睑拉钩翻转上睑暴露上穹隆部结膜，在结膜下行浸润麻醉（图 4-3），外侧穹隆部结膜做一长 5mm 的纵向切口，用眼科剪刀伸入切口结膜下，通过剪刀叶的开闭将穹隆部结膜分离，尽量保留 Müller 肌直到剪刀头伸全内眦部结膜为止（图 4-4）。用眼科镊将一细橡皮条从上述切口插入，置于穹隆部结膜下，然后将眼睑复位。

⑥在睑板上方近外眦部纵形剪开腱膜，向后分离直至暴露橡皮条，将肌肉镊或蚊式血管钳的一叶置于橡皮条的上面，这时橡皮条正好起到保护穹隆部结膜的作用，肌肉镊的弯曲弧度应与睑板上缘的弧度一致，肌肉镊的另一叶置于提上睑肌腱膜前面，拉出橡皮条后将肌肉镊锁住（图 4-5）。

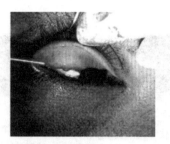

图 4-3　上穹隆部结膜下浸润麻醉

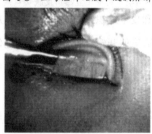

图 4-4　外侧穹隆结膜切口、结膜下分离

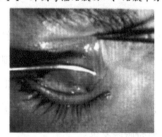

图 4-5　在睑板上缘用肌肉镊夹住提上睑肌腱膜

⑦在睑板上缘与肌肉镊之间切断提上睑肌腱膜,将肌肉镊向上返转牵引,用眼科弯剪或棉签在提上睑肌腱膜下向上做锐性和钝性分离,使提上睑肌腱膜与穹隆部结膜分离至所需要的高度,完成腱膜后面的剥离(图4-6),术中可保留 Müller 肌。

⑧再向下牵引腱膜,观察内角、外角的牵制方向,沿提上睑肌腱膜两侧剪断外角、内角及节制韧带(图4-7),此时提上睑肌即被松解,能顺利地

拉出、回缩。腱膜分离达到预先估计的缩短量后，将肌肉镊向下牵拉，测定肌肉的弹性，以考虑是否需增加或减少缩短量，剪开内侧角时须注意勿过于靠近眶缘或眼球，以免损伤滑车及上斜肌，剪外侧角时勿过于靠近眶缘，以免伤及泪腺。

⑨用圆规量出所需的缩短量，并用亚甲蓝在腱膜上标记，在标记线的中央以及内、外侧，用3-0号黑丝线或5-0号可吸收缝线做3对褥式缝线（图4-8），将提上睑肌腱膜缝合固定于睑板中上1/3交界处缝线须穿过睑板层间。

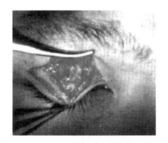

图 4-6　分离提上睑肌深面

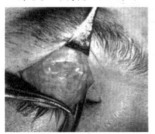

图 4-7　剪开内角、外角及节制韧带

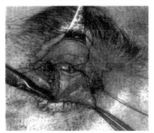

图 4-8　在缩短标记处做褥式缝线

⑩收紧缝线，可先打活结，去除器械后嘱患者睁眼向上平视或撑床坐起，观察上睑的高度及弧度是否满意，如弧度或高度不满意，则调整缝线在腱膜或睑板上的位置及结扎的松紧度。高度及弧度满意后，结扎缝线，剪除多余的提上睑肌。

⑪皮肤切口用5-0号丝线间断缝合，儿童可用 Vicryl 快速可吸收缝线缝合。缝合时由切口下唇进针，下带提上睑肌腱膜，再从切口上唇出针（图4-9），以便形成重睑并可使睫毛上翘，既美观，又能防止倒睫。

⑫如有穹隆部结膜脱垂现象（一般发生在缩短量较多的情况下），可用3-0号丝线从穹隆部结膜进针，穿过上睑皮肤，做1～3对褥式缝线，垫以小棉卷结扎。

⑬术毕用3-0号丝线于下睑缘做一 Frost 缝合线，结膜囊内涂多量抗生素眼膏，向上牵引下睑以关闭睑裂，用胶布将缝线牵引固定于额部，以防暴露性角膜炎发生。术眼用绷带轻加压包扎。

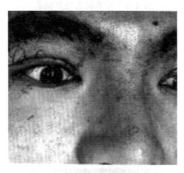

图4-9　缝合皮肤切口

⑭术后处理：局部冰敷24～48小时。术后第2天拆除绷带，观察角膜、眼睑高度、弧度及伤口情况。局部给予抗生素眼水及眼膏，防止暴露性角膜炎发生。皮肤缝线于术后7天拆除，用快速可吸收缝线者可不拆线。Frost缝线的拆除可根据眼睑闭合不全眼及角膜情况而定。

（2）经结膜的提上睑肌缩短术：该手术法手术野的暴露不如经皮肤的

好，提上睑肌的暴露受到一定的限制，因而提上睑肌的缩短量较少。主要适用于提上睑肌肌力较好（6mm以上）而下垂较轻的患者。对单侧上睑下垂、健侧为单睑而又不愿做双重睑成形术的患者最为适用。

①麻醉同经皮肤的提上睑肌缩短术。

②用眼睑拉钩翻转上睑，距睑板上缘上2mm处水平剪开穹隆部结膜，用剪刀向上分离Müller肌与结膜，直至穹隆顶部（图4-10）。

③于颞侧睑板上缘上做一纵形切口，用剪刀在腱膜前做钝性分离，至鼻侧穿出。用肌肉镊或血管钳从颞侧切口伸入，一叶置于腱膜前，一叶置于Müller肌后，然后锁住肌肉镊（图4-11）。

④在睑板上缘与肌肉镊之间切断Müller肌和提上睑肌腱膜，用剪刀在提上睑肌腱膜与眶隔之间向上分离至所需要的高度（图4-12）。

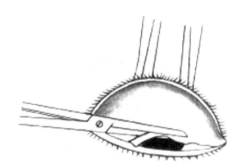

图4-10　剪开穹隆部结膜向上分离

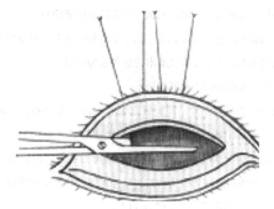

图 4-11　肌肉镊夹住腱膜及 Müller 肌

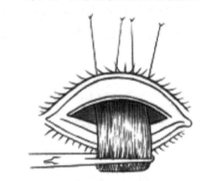

图 4-12　分离提上睑肌腱膜

⑤牵引肌肉镊以确定外角和内角的位置及牵制方向，必要时可予以剪断，剪断时注意勿伤及上斜肌肌腱。用圆规在腱膜上量出所需的缩短量并用亚甲蓝做标志。

⑥于标志处用 5-0 号可吸收缝线从后向前做 3 对褥式缝线，并在肌肉上绕一圈以防滑脱（图 4-13）。

⑦上睑板切除 1～2mm，将 3 对褥式缝线从后斜向前下穿过睑板上方，至相当于上睑重睑线处皮肤面穿出，将缝线结扎在小棉卷上（图 4-14）。如不需要形成上睑重睑，则缝线从睫毛上方皮肤面穿出结扎。

⑧球结膜用 6–0 号或 7–0 号尼龙线连续缝合。下睑做一 Frost 缝线，向上牵拉闭合睑裂，用胶布将缝线固定于额部。

⑨术后处理：术后 6 天拆除结膜缝线，剪除暴露于皮肤外的缝线。其余同经皮肤切口法。

（3）经皮肤切口的提上睑肌缩短术：手术步骤基本同内外路结合法，只是在分离提上睑肌腱膜时，无须做结膜切口及结膜下放置橡皮片，只在穹隆部结膜下浸润麻醉后，使上睑复位，于睑板上缘横向切断提上睑肌腱膜，两侧达接近内外眦部，再向后分离腱膜深面。

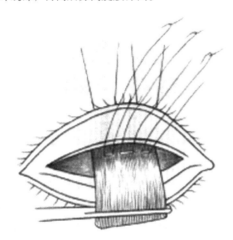

图 4-13　在标志处做 3 对褥式缝线

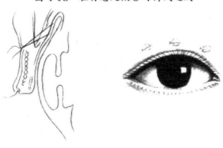

图 4-14　结扎缝线

（二）提上睑肌腱膜修复术（图 4-15）

1. 适应证

提上睑肌肌力 ≥ 10mm 的腱膜性上睑下垂。

2. 手术步骤

（1）距睑缘 5 ~ 6mm 用亚甲蓝画出重睑弧线，如伴有上睑皮肤松弛，则还要画出所需切除的多余皮肤的轮廓线。

（2）按画线切开皮肤并切除多余皮肤，用有齿镊在睑板上缘上方提起轮匝肌，在中央横形剪开轮匝肌，并向两侧延伸剪开至切口全长，剪除部分睑板前轮匝肌。

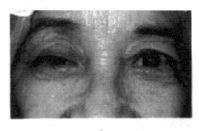 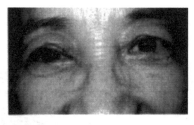

A   B

图 4-15　腱膜性上睑下垂行腱膜修复术术前（A）及术后（B）

（3）用小拉钩将切口上方轮匝肌向上牵引，钝性分离，将轮匝肌与腱膜分开，或打开眶隔，即可暴露下方银白色的提上睑肌腱膜。

（4）嘱患者向上、向下注视以确定提上睑肌腱膜裂开的边缘，通常情况下可见一较厚的白色的腱膜裂开边缘。但有些情况下，因腱膜逐渐变薄，较难分辨出来，在这些病例则能见到红色的 Müller 肌一直延伸到腱膜裂开边缘。腱膜断裂通常发生在腱膜远端接近睑板处（图 4-16）。

（5）钝性和锐性分离 Müller 肌，使裂开的腱膜可以活动。

（6）用 5-0 号可吸收缝线，将腱膜裂开边缘缝至睑板上缘，固定 3 针（鼻侧、中央、颞侧），打一活结，嘱患者坐起，观察眼睑的高度和形态。眼睑高度应过矫 1 ~ 2mm，眼睑高度和弧度满意后，结扎缝线。

（7）皮肤切口用5-0号丝线缝合，缝合时，深层带提上睑肌腱膜。

（三）提上睑肌腱膜折叠术

1.适应证

提上睑肌肌力≥10mm的腱膜性上睑下垂。

2.手术步骤

（1）画线及皮肤切开同前。

（2）切口：上、下方轮匝肌略作分离，剪除部分睑板前轮匝肌，暴露睑板及提上睑肌腱膜。

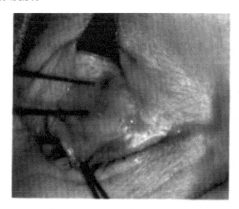

图4-16　暴露提上睑肌腱膜断裂处

（3）距睑板上缘6～8mm处偏鼻侧或颞侧提上睑肌腱膜上做一纵形切口。自此切口伸入眼科弯剪，将提上睑肌腱膜与其下的Müller肌分离。

（4）用3-0号丝线或5-0号可吸收缝线在睑板上缘6～8mm处，于提上睑肌腱膜上做褥式缝线，缝至睑板中上1/3交界处，将提上睑肌腱膜形成折叠—术中调整上睑缘高度及弧度至满意。

（5）5-0号丝线间断缝合上睑皮肤。

二、利用额肌力量的手术

（一）概述

额肌是上睑下垂患者提高上睑的主要肌肉，利用额肌力量的手术，其主要原理为借助额肌的力量来提拉上睑而达到矫正上睑下垂的目的。利用额肌的手术方法主要有以下两种。

1. 间接利用额肌的力量

即利用中间物将额肌与上眼睑联系，由额肌收缩通过中间联系物，将下垂的上睑托起，达到矫正作用。阔筋膜悬吊术即属于该类手术。1948 年即有人用缝线做额肌悬吊术。目前悬吊术已被广泛应用，悬吊的材料也多种多样，目的都是通过悬吊材料将额肌与睑板连接起来而提高上睑。我们从 20 世纪 70 年代后期即开始用一种同种异体阔筋膜作为悬吊材料，经过长期的临床观察，证实它术后反应小，早期和晚期感染少，几乎没有排斥反应，与自体筋膜无明显差异，手术效果稳定、持久，为较理想的悬吊材料，尤其对儿童患者更有临床应用价值。

2. 直接利用额肌力量

即制作额肌组织瓣直接与睑板固定缝合，通过额肌瓣的收缩运动，直接拉起上睑以矫正上睑下垂，在没有筋膜材料时，额肌筋膜瓣悬吊术已成为最常采用的额肌悬吊手术。

（二）手术方式

1. 阔筋膜悬吊术

（1）适应证：该手术适用于提上睑肌肌力在 4mm 以下的先天性、后天性上睑下垂。

（2）注意事项：①周围性面瘫患者不能施行此手术；②额肌悬吊术后，眼球向下注视时，上睑不能随着眼球的下转而下移，所以，单眼下垂手术后，在双眼原位注视时双侧对称，但向下注视时，手术眼上睑位置较高，睑裂角较大，为了获得两眼动态平衡，在取得患者同意和理解的情况下，健侧也可做悬吊术。

（3）手术步骤

①用亚甲蓝画出上睑重睑线及眉上缘相当于内眦、外眦及中央3个长约3～5mm横向切口的标记。应注意，对于单侧性上睑下垂，为避免上睑皱襞不对称的发生，术前应正确估计术后的矫正效果。如估计术后能基本矫正，则切口尽量与健侧相接近。如估计术后矫正不足的可能性较大，则切口的位置应比健侧的上睑皱襞稍低些，这样术后即使还残留轻度上睑下垂，但可获得上睑皱襞的基本对称。

②上睑及眉上缘皮下浸润麻醉后（不合作的儿童做全身麻醉），按亚甲蓝标记切开上睑及眉部皮肤，眉部切口深及肌肉，压迫止血，剪除部分睑板前轮匝肌暴露睑板。

③将角膜保护板插入上穹隆，将筋膜引针从眉部中央切口穿入，经轮匝肌下从上睑切口穿出。将长8mm、宽3mm的筋膜条穿入引针针孔，慢慢抽出引针，把筋膜条从眉上中央切口引出。再从眉上内侧切口入针至上睑内侧切口出针，将筋膜条的另一端由引针自眉上内侧切口引出，使筋膜条呈"V"形。如上述方法使另一条筋膜在眉上中央、外侧切口及上睑外侧切口之间形成另一"V"形。此时，两条筋膜呈"W"形，"W"形下端两点分别用3-0号丝线或4-0锦纶编织线缝合固定于中外及中内1/3交界处的睑板上。注意缝针须穿过1/2～2/3睑板厚度，但切勿穿透睑板，缝线固定位置在睑板中上1/3处。

④在眉部切口牵引两条筋膜，观察上睑拉到满意高度时的弧度情况及有无内翻倒睫现象，如不满意，需重新调整筋膜条固定在睑板上的位置，必要时可适当增加缝线。

⑤用5-0号丝线关闭上睑皱襞切口，儿童则用Vicryl快速可吸收缝线。

缝针从上睑切口下唇进针，带睑板上缘处的组织，再从切口上唇出针、结扎，使睫毛外翘，避免内翻及倒睫。

⑥从眉切口牵引筋膜条提高上睑至适当的高度，如上直肌功能良好，Bell 现象存在，通常使上睑缘达到上方角膜缘上 1mm 水平。对施行全身麻醉的儿童来说，由于患者眼球可能有轻微上转现象，故可参考术前眼的睑裂大小决定上睑高度。用 3-0 号丝线或 4-0 锦纶编织线将筋膜固定在眉上缘切口深部的额肌上。结扎的松紧可视上睑高度而定，每个断端缝两针增加牢度。

⑦缝合完毕后再次观察上睑弧度、高度及有无内翻倒睫，根据不同情况进行处理。最后剪除多余的筋膜，眉部切口用 5-0 号丝线缝合。儿童用 Vieryl 快速可吸收缝线缝合。

⑧下睑做一 Frost 缝线，向上牵引关闭睑裂，用胶布将牵引线固定在额部，涂抗生素眼膏，眼部轻度加压包扎。

（4）术后处理：术后局部冰敷 24 ~ 48 小时，术后第二天拆除绷带，观察睑缘弧度、高度及角膜情况。局部给予抗生素眼水、眼膏，防止暴露性角膜炎发生。术后 7 天拆线。

2. 额肌瓣悬吊术

（1）适应证：适用于先天性或后天性上睑下垂而提上睑肌肌力在 4mm 以下者。只要额肌功能良好，手术效果比较确定，而且不必顾虑是否有阔筋膜等悬吊材料，目前临床上已广泛应用。

（2）手术步骤

①用亚甲蓝画出上睑皱襞切口线，局部行浸润麻醉，部位为上睑及眉上方 1cm×2cm 大小区域。儿童则需全麻。

②按亚甲蓝标记切开皮肤及眼轮匝肌，剪除切口下唇睑板前轮匝肌（图 4-17）。

③用眼科剪在皮下组织与轮匝肌之间向眶上缘剥离（图 4-18），依次

暴露眶隔前轮匝肌、眶部轮匝肌、眉部额肌及筋膜，剥离范围达眉上缘上方1.5cm×2cm大小。注意剥离至眉下部位时切勿损伤毛囊。

为方便暴露及剥离额肌筋膜瓣，尚可选择做眉下方辅助切口。在眉毛下缘中央处，顺眉毛生长方向做长15～20mm、深达额肌表面的皮肤切口，切口长与眉上方剥离范围一致，此切口应避开眶上切迹，以防损伤眶上神经和血管（图4-19）。

④在眶上缘处辨认额肌与轮匝肌交织处，在此做一横形切口全层切开额肌纤维。然后在额肌后、骨膜前的疏松层向上剥离达眉上1.5cm左右，注意勿太靠内侧，否则易损伤内侧的眶上神经血管束（图4-20）。

⑤在横切口两侧各做一纵向切口，两切口相距约2cm，形成一宽约2cm可向下滑动的额肌筋膜瓣，嘱患者抬眉时可以拉动此肌瓣，则舌状额肌筋膜瓣已制成（图4-21）。在制作舌状额肌筋膜瓣时，需注意内侧不要损伤眶上神经血管束，外侧不要损伤面神经颞支。

⑥在眶隔前轮匝肌与眶隔之间进行剥离以形成一隧道，将额肌筋膜瓣从轮匝肌下穿过（图4-22）。用有齿镊向上轻轻牵拉上睑，确定额肌筋膜瓣固定于睑板上的位置，用亚甲蓝标记。一般使上睑缘位于上方角巩膜缘。

⑦用3-0号丝线或5-0号可吸收线在额肌瓣标记处的中央及两侧各做一褥式缝线，在睑板中上1/3处穿过睑板层间缝合固定（图4-23）。3针缝线先打一活结，观察上睑的高度、弧度及有无内翻倒睫，如有欠缺，则需调整缝线后再做结扎，必要时可适当增加缝线以调整。

⑧上睑高度、弧度满意后，剪除多余的额肌筋膜，按重睑术缝合上睑切口（图4-24），注意避免发生内翻倒睫，下睑做Frost缝线。结膜囊内涂抗生素眼膏，牵拉下睑关闭睑裂，缝线用胶布固定于额部。

（3）术后处理：术后加压包扎24小时，加压部位主要在额眉部，酌情应用抗生素及止血剂。术后局部冰敷24～48小时，术后第二天拆除绷带，观察睑缘弧度、高度及角膜情况。局部给予抗生素眼水、眼膏，防止暴露性角膜炎发生。术后 7 天拆线。

3. 提上睑肌腱膜 – 额肌吻合术

本法通过术中制作提上睑肌腱膜瓣和额肌组织瓣并将两者在眉部吻合固定，是额肌瓣悬吊术的改进式式。它也是利用额肌收缩来抬高上睑，达到矫正上睑下垂的目的。

（1）适应证：同额肌瓣悬吊术。尤其适用于额肌瓣术中额肌筋膜瓣断裂或切开额肌位置过高时。

（2）手术步骤

①切口线设计、麻醉同额肌瓣悬吊术。

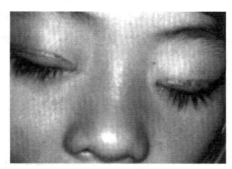

图 4-17　上睑皮肤切口

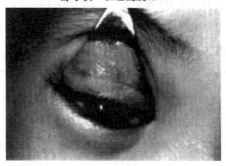

图 4-18　在皮下组织与轮匝肌之间向眶上缘剥离

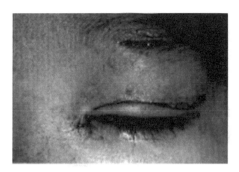

图 4-19 做眉下方辅助切口

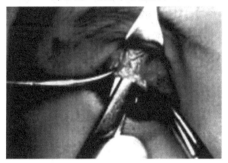

图 4-20 在额肌后向上剥离

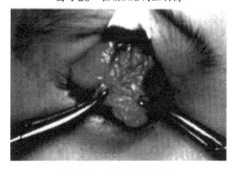

图 4-21 完成舌状额肌瓣

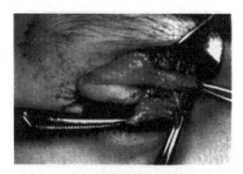

图 4-22　在眶隔前轮匝肌下的隧道穿过额肌筋膜瓣

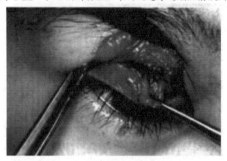

图 4-23　将额肌瓣缝合固定于睑板上

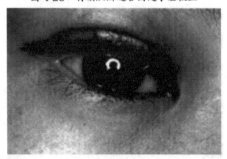

图 4-24　按重睑术缝合上睑切口

②按画线切开皮肤、轮匝肌，剪除睑板前轮匝肌，暴露睑板前表面。

③额肌筋膜瓣制作同额肌瓣悬吊术，只是在片状瓣的两侧不必剪开。

④打开眶隔，暴露提上睑肌腱膜并向上分离至暴露节制韧带。如有眶脂

肪疝出，可给予部分切除。

⑤于上睑穹隆部结膜与 Müller 肌、提上睑肌腱膜之间注射少许 2% 利多卡因。

⑥在节制韧带下缘横形切开提上睑肌腱膜，宽约 20mm，自此切口在提上睑肌腱膜、Müller 肌与结膜之间向下分离，达睑板上缘附近。然后在切口两端做向着睑板上缘方向的斜形切开，形成"舌"形提上睑肌腱膜瓣。

⑦在眶部轮匝肌后做隧道至暴露提上睑肌腱膜瓣，将提上睑肌腱膜瓣向上牵拉达适当高度，用 3-0 号丝线或 5-0 号可吸收线将其与额肌筋膜瓣做 3～5 对褥式缝合。术中视睑缘高度、弧度是否满意进行调整，一般术中睑缘高度位于角膜上缘。

⑧上睑及眉部切口用 5-0 号丝线间断缝合。下睑做 Frosl 缝线，结膜囊内涂抗生素眼膏，牵引下睑关闭睑裂，用胶布将缝线固定于额部，轻加压包扎。

⑨术后处理同额肌筋膜瓣悬吊术。

三、增强 Müller 肌力量的手术

最具代表的手术方法为睑板 – 结膜 –Müller 肌切除术（Fasenella–Servat 手术），其通过缩短 Müller 肌以增强 Müller 肌的力量而提高上睑。

1. 适应证

适用于提上睑肌肌力 ≥10mm，下垂量在 1.5～2.0mm 的先天性上睑下垂、腱膜性上睑下垂以及 Horner 综合征的患者。

2. 术前检查

为了判断术后效果，术前应做 Müller 肌功能测定，即新福林试验。如试验证明上睑可提高到理想位置，则术后效果满意。

3. 手术步骤

（1）做皮下及穹隆部结膜下浸润麻醉。

（2）用眼睑拉钩翻转上睑，用有齿镊夹住睑板上缘向下牵引。再用两

把弯血管钳夹住睑板上缘及穹隆部结膜,两把血管钳尖端在睑板中央相遇(图4-25)。特别注意两侧要夹住睑板,否则,术后会造成中央部高、两侧特别是鼻侧过低的情况。被夹住的组织包含睑板、结膜及 Müller 肌。

(3)将带有 5-0 号尼龙线的针从相当于上睑皱襞的颞侧端皮肤面进针,在血管钳上面的穹隆部结膜出针,然后从后向前、从前向后沿着血管钳上面贯穿所夹组织做连续缝合,针距约 2 ~ 3mm,再从上睑皱襞的鼻侧端皮肤面出针(图4-26)。

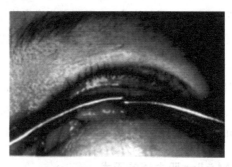

图 4-25　两把血管钳夹住睑板

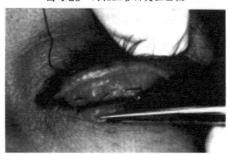

图 4-26　沿着血管钳上面做连续缝合

(4)去除血管钳,沿血管钳所夹印记剪除部分睑板、结膜及 Müller 肌。

(5)收紧 5-0 号尼龙线,用短胶布将尼龙线两端分别固定在内外眦部皮肤面,为避免倒睫形成,可在手术同时做一双重睑成形术(切开法或小切口切开法)。

（6）结膜囊内涂抗生素眼膏，轻加压包扎。

第八节　上睑下垂的术后并发症及其处理

上睑下垂术后并不是每个患者都能获得满意的效果，都能达到双眼动态对称，主要影响因素有4个：①患者的基础条件很差，如小睑裂综合征，术后只能在原有基础上有所改善；②肌力很差或无肌力，如先天性上睑下垂，选用利用额肌的手术后，患眼与健眼很难获得动态对称；③手术方式的选择不当，如本该选择利用额肌的手术，却选择了提上睑肌缩短术，手术效果很难持久，双眼也不易对称；④术者的手术操作不当，如解剖层次不清楚、手术量计算不合理，直接影响到手术效果。

在某些患者，如提上睑肌肌力在4mm以下者（这在先天性上睑下垂中占有很大的比例），手术后必然会出现以下问题：①上睑迟滞现象，尤其在极度向下注视时更明显；②眼睑闭合不全，随着时间推移，闭合不全会有明显改善或消失；③双眼不能达到动态对称，特别是向下注视时，由于手术眼的上睑迟滞现象而造成手术眼睑裂过大；④患眼 Bell 现象阙如的患者，为避免产生角膜并发症，手术量必须控制，必然造成矫正不足，双眼难以对称。因此，不是所有上睑下垂的患者都能获得满意的结果。为了取得患者及其家属的理解，手术前一定要向其讲明。以下介绍几种上睑下垂术后常见的并发症以及处理方法。

一、矫正不足

在先天性上睑下垂病例，矫正不足甚为常见。可能由于手术方式选择不当，如提上睑肌肌力阙如，而选提上睑肌缩短术，术后会逐渐出现矫正不足；或者在提上睑肌缩短术中缩短量不足；又如利用额肌的手术，缝线固定位置不好；或术后轮匝肌强烈收缩（见于不合作儿童）都可能造成缝线松动，造成矫正不足。有些矫正不足则是手术者特别设计的，如：①重症肌无力患者出现眼球固定，上睑下垂明显而影响视物，药物治疗不再奏效时，选做上睑下垂手术时必须非常保守。否则，术后造成眼睑闭合不全，必然导致角膜并发症；②先天性上睑下垂患者，Bell 现象缺乏时手术也必须保守。

预防矫正不足的关键在于手术前做详细的检查，根据检查结果选择合适的手术方式。切忌用单一的手术方法治疗不同提上睑肌肌力的各种类型上睑下垂。

如矫正不足确已发生，在术后 3～6 个月，根据 I 临床检查，如肌力良好可选择做提上睑肌缩短术；如肌力处于可做提上睑肌缩短术的低限，应改做利用额肌的手术；如第一次是筋膜悬吊术，再次手术可选用额肌瓣手术，也可再做筋膜悬吊术；如第一次是额肌瓣手术，再次手术做筋膜悬吊术比较方便，或再做额肌瓣手术。

二、矫正过度

主要发生在后天性上睑下垂，特别是腱膜性上睑下垂者，腱膜性上睑下垂如做提上睑肌缩短术超过 10mm 手术量，就可能出现矫正过度。而在先天性上睑下垂不管是做利用额肌的手术还是做提上睑肌缩短术，患者很少出现过矫现象。如果出现过矫，可做以下处理：①术后两周内发现过矫，可用手向下按摩上睑，或嘱患者闭眼后用手压住上睑，再努力睁眼。如此反复训练 2～3 个月，常能奏效。或在局麻下于上睑缘略上方用 1 号丝线做一褥式缝线，将上睑向下牵引，也常有效；②如过矫超过 3mm，特别是出现角膜并发症时，需及时手术。手术后早期，可将创口打开，将提上睑肌或额肌瓣或筋膜固定于睑板上的缝线，向上移位，结扎缝线时松一些，如仍不能矫正可按上睑退缩手术做巩膜移植术或提上睑肌延长手术；③如果术后 3 个月仍存在矫正过度，Berke 提出采用内路睑板 – 腱膜切断术予以处理：用眼睑拉钩翻转上睑，在睑板上缘下 2mm 水平全长切开睑结膜以及睑板，深度超过提上睑肌以及眶隔，再于睑缘置一牵引缝线，向下牵拉上睑，使切口裂开，裂开的高度应比上睑所要下降的高度大 1 倍。用胶布将牵引线固定于颊部，次日换药时观察上睑高度，调整缝线牵引力量。

三、眼睑闭合不全

利用额肌的手术以及缩短量大的提上睑肌缩短术，手术后必然会出现眼睑闭合不全，而腱膜修复手术、睑板 –Müller 肌切除术、腱膜折叠手术以及小量提上睑肌缩短术，一般不会出现眼睑闭合不全。轻度眼睑闭合不全，往往在睡眠时出现，如有 Bell 现象或在手术时做一 Frost 缝线，一般不致造成角膜损害。但如术前检查即发现患者 Bell 现象不存在，或者术后患者因疼痛轮匝肌收缩，可使 Bell 现象暂时消失。遇到这些情况，眼睑闭合不全可能产生角膜并发症。为了避免角膜并发症的发生，术前检查以及选择适当的手术方式，尤其是术后的护理至关重要。睡前涂大量眼膏，固定 Frost 缝线或用湿房保护角膜。随着时间的推移，眼睑闭合不全会逐渐改善或消失。对 Bell 现象缺乏者，手术矫正量应保守些。

四、暴露性角膜炎

造成暴露性角膜炎的原因为眼睑闭合不全，Bell 现象缺乏，泪液分泌减少。后者主要见于老年人或医源性上睑下垂病例（如切除球结膜下脂皮瘤后致上睑下垂，且损伤泪腺或泪腺导管致干眼症）。如有内翻倒睫更易造成角膜损害。暴露性角膜炎多出现在下方角膜，但如 Bell 现象消失，也可出现在角膜中央。一旦出现角膜炎症，下睑做 Frost 缝线，涂大量抗生素眼膏。经保守治疗 1 ~ 2 天后如病情未见好转者，应果断将上睑复位，使眼睑能自然闭合，3个月后可考虑再次手术，但手术量要控制好。

五、上睑迟滞

利用额肌的手术以及大量提上睑肌缩短术后，都必然会出现上睑迟滞现象。在先天性上睑下垂中，大多数患者术前就已存在上睑迟滞现象，术后更加明显，随着时间推移上睑迟滞会有所改善，但不会完全消失，也无治疗方法。唯一的方法是嘱患者学会自我控制，尽可能避免极度向下注视，以掩盖这一缺陷。

六、睑内翻倒睫

各种额肌悬吊术以及提上睑肌缩短术和睑板-Müller肌切除术（改良法因做一较低的双重睑切口，而使睑缘外翻力量增加，不会造成睑内翻），都可能出现睑内翻倒睫，特别是内侧眼睑的内翻倒睫，这多由于提上睑肌腱膜在睑板上的附着点或筋膜、额肌瓣在睑板上的附着点太低所造成。固定在睑板的缝线越低越易造成睑内翻，这是因为缝线过低向上牵拉力过大，会产生睑板向内屈曲而造成睑内翻。预防的方法是将睑板上的缝线缝在睑板中、上1/3处，结扎时不宜过紧。另外，上睑皮肤切口宜低些，关闭皮肤切口时，特别是内侧要与睑板上缘带一针，使内侧睑缘略呈外翻状。此外，在有内翻倾向的患者，可在近内侧睑缘皮肤做一褥式牵引缝线；在组织肿胀而造成内翻时，牵引此缝线，用胶布固定在额部。待组织肿胀消退后，这种由手术反应所造成的睑内翻也会消退。如术后出现睑内翻，须重新打开切口，调整提上睑肌腱膜或额肌瓣或筋膜在睑板上的缝线位置或切除部分切口下唇皮肤，缝合时缝线穿过睑板上缘层间或提上睑腱膜或额肌瓣切口线以上组织，以增加外翻力量。

七、睑外翻

睑外翻是上睑下垂矫正手术中少见的并发症，往往由于穹隆部结膜水肿脱垂，外眦成形术后外眦韧带离断（如小睑裂综合征外眦成形术后）眼睑水平张力过低，以及提上睑肌腱膜或额肌瓣在睑板上的固定缝线结扎过紧所致。轻者产生睑球分离，明显者可产生真正外翻。如发生睑外翻，须调整缝线并处理脱垂的结膜。

八、穹隆部结膜脱垂

见于提上睑肌缩短术，如果缩短量大，分离超过上穹隆部，破坏了上穹隆悬韧带，加之手术造成组织水肿、出血致使结膜脱垂。预防方法是手术时不要过度分离结膜与提上睑肌腱膜。手术结束前检查穹隆结膜有无脱垂，如有明显脱垂，可用5–0号可吸收缝线在穹隆部做2～3对褥式缝线穿至切口皮下结扎。严重者需剪除部分脱垂的结膜。

九、上睑皱襞不对称

由于画线时两侧高低即不对称，或由于缝合皮肤切口时，缝线穿过其下组织高低不一致，或结扎缝线时松紧不一所造成。更多见的原因是单侧上睑下垂，虽然画线高低两侧基本对称，但由于矫正不足，致使下垂眼双重睑过宽，因此手术前应正确估计术后矫正效果，如术后矫正不足的可能性较大，则切口的位置应比健侧的上睑皱襞低些，术后虽然还有些下垂，但可获得上睑皱襞的基本对称，患者可能还是比较满意的。

上睑皱襞不对称的处理要视遗留下垂程度而定。如下垂明显矫正不足，按矫正不足处理；如下垂矫正尚满意，上睑皱襞太宽，可在术后3个月修整。手术时切除原来切口瘢痕以及一部分切口下唇皮肤，重新缝合。

十、睑缘角状畸形或弧度不佳

在筋膜悬吊术，筋膜各臂的牵引力不均匀或固定于睑板上的位置不当，或穿过层间睑板缝线跨度过长、而结扎时又太紧都会造成睑缘弧度不佳或角状畸形。在提上睑肌缩短术、额肌瓣悬吊术，如3根缝线在睑板上固定位置不当，或穿过睑板时缝线跨度过长、结扎又紧也会造成上述并发症。为此，在任何上睑下垂手术结束前，一定要检查睑缘的弧度，如发现不理想，必须耐心地调整缝线或筋膜的牵引力，直至满意为止。如术后发现角状畸形，可于角状畸形处近睑缘的地方做一褥式牵引缝线，向下牵引缝线并用胶布固定于颊部，如角状畸形明显或弧度明显不佳，须重新打开切口，调整缝合位置。

十一、其他

术后可能会出现感染、睫毛丧失、乱睫以及血肿形成。如用线做悬吊材料，还可出现晚期感染。睫毛丧失和乱睫主要由于分离睑板时太接近睑缘，破坏了睫毛毛囊，或瘢痕牵拉造成乱睫。血肿形成主要见于额肌瓣悬吊术，由于术中制作额肌瓣时损伤眶上血管或其分支所造成。因此在制作额肌瓣时不要太靠近鼻侧，不要达到眶上切迹处，以免损伤眶上动脉。

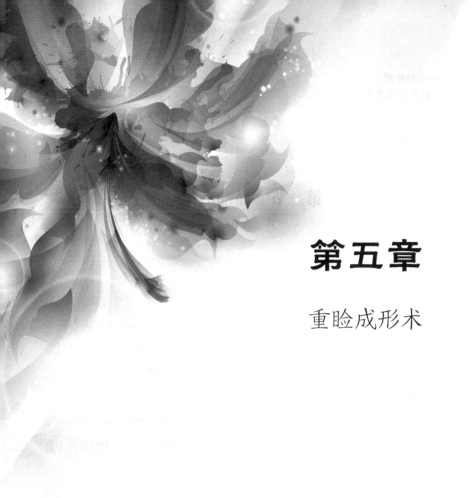

第五章

重睑成形术

第一节　局部应用解剖

一、上睑的一般形态

上睑较宽大，上界终止于眉，接近眶上缘，其下方游离缘为睑缘，此处皮肤和结膜融合在一起。上睑最大平均高度为 15 ~ 20mm。内侧与鼻根部相续并下睑会合形成内眦角部，外侧与颧部相续并与下睑会合形成外眦角部。我国成年人的平均睑裂长度为 27.88mm，睑裂高度平均为 8.24 ~ 9.27mm，睑裂张开时外眦略高，闭合时内眦略高。根据睑裂与水平面的关系，可将睑裂的位置分为 3 型：①水平型：睑裂轴呈水平位；②上翘型：睑裂轴颞侧端高于鼻侧端，俗称吊眼，也称蒙古样睑裂；③下倾型：睑裂轴颞侧端低于鼻侧端，俗称熊猫眼，也称反蒙古样睑裂（图 5-1）。

上睑有两条走向与皮纹一致的横弧形浅沟。位于眉弓下方与上眶缘走行一致的弧形浅沟称为睑眶沟。此沟的形成系因其上方有眶骨缘衬托，其下方有眼球隆起，在眶上缘与眼球之间的弧形小间隙使与其相对应的上睑皮肤失去依附而略向后陷所致。故在相应的皮肤表面形成一浅而宽的睑眶沟。年轻人由于皮肤弹性好，皮下脂肪丰富，所以此沟不明显。老年人由于皮肤松弛，皮下脂肪和眶脂肪均减少，故此沟加深。西方白种人由于额头较高，眼窝深，此沟较东方黄种人为深。位于上睑缘上方数毫米处与上睑平行的皮肤浅沟称为上睑沟（部分人阙如），或称上睑重睑沟，其形成系因提上睑肌腱膜纤维穿过眼轮匝肌后止于上睑沟处的皮肤，使该处皮肤略向上移所致。无重睑沟者，当睁眼时无皱襞形成，形成单睑。有重睑沟者，当睁眼时此沟以下的皮肤随睑板上提张力增大而上移，而此沟上方的皮肤则松弛下垂并折叠成一横行皮肤皱褶，即上睑皱襞，形成双重睑。若提上睑肌纤维附着在上睑皮下多个平面，外观上就会出现多层重睑。双重睑高度可双眼不对称或只发生于单眼，上睑下垂时双重睑变浅或消失。

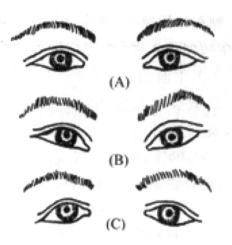

（A）水平型 （B）上翘型 （C）下倾型

图 5-1　睑裂位置的类型

二、内眦皱襞

内眦皱襞是覆盖于内眦角处的新月型皮肤皱襞，从上睑经内眦区延伸到下睑缘，又称内眦赘皮。所有人种在妊娠第 1 ~ 6 个月期间内眦皱襞明显，在高加索人种（西方白种人），内眦皱襞通常在出生前消失，而在蒙古人种（亚洲人），内眦皱襞作为容貌特征被保留下来。据有限资料统计，国人内眦皱襞发生率为 47.8% ~ 53.66%，而高加索人种仅为 2% ~ 5%。内眦皱襞多为双侧，但可不对称，具有遗传倾向，其形成与遗传和鼻梁发育有关。

三、东西方人在上睑解剖中的区别

Doxonas 和 Anderson 通过东西方人眼睑的解剖比较，已证实东西方人在上睑解剖结构上存在着明显的差异，它表现在眶隔与提上睑肌腱膜之间的联系上。

在西方白种人中，眶隔与提上睑肌腱膜的融合部位位于睑板上缘的上方。这样腱膜前间隙中的眶脂肪向下扩展受到限制，阻止眶脂肪向前脱垂，提上睑肌腱膜的部分纤维穿过眼轮匝肌与上睑皮下发生联系，且眼轮匝肌后的眶脂肪很少，因此西方人的双重睑深而高，且上睑很薄。多数东方人眶隔与提上睑肌的融合部在睑板上缘下方、睑板的前面，甚至于达到接近睑缘处。

（A）东方人眼睑。眶隔与提上睑肌腱膜融合位置较低，睑板较窄（6～8mm），除眶隔后（或腱膜前）脂肪较饱满外，尚可见肌下脂肪及睑板前脂肪，肌下脂肪为眉下脂肪的延续。（B）高加索人眼睑。眶隔与提上睑肌腱膜融合位置较高，睑板宽8～11mm，眶隔后脂肪较满而无双重睑的上睑。

由于东西方人睑板高度的不同，东西方人的重睑皱襞高度也有明显不同。西方白种人睑板高度为10～12mm，而东方人睑板高度为6～8mm，所以东方人的重睑皱襞较西方人为低。

第二节　上睑的形态类型以及遗传规律

一、上睑的形态分类

上睑有不同的外部形态，其分类方法主要为：①按上睑有无皱襞及皱襞情况，把上睑形态分为单睑、重睑及多层重睑；②按上睑皮肤弹性及皮下脂肪多少，把上睑形态分为正力型、无力型、超力型。

二、重睑的临床分型

由于重睑的形态特征因人而异，临床上对于重睑形态的分型尚无统一的标准，大致有以下几种分类方法。

（一）根据重睑皱襞的宽度分

1. 外双

指具有明显的重睑皱襞，通常位于睑缘上方 7 ~ 10mm，也称为平行型。

2. 内双

上睑中央处皱襞距睑缘上方 3 ~ 5mm，该型常伴有明显的内眦赘皮，也称为开扇型。

（二）根据重睑皱襞与睑缘线的关系分

1. 平行型

重睑皱襞与睑缘平行一致，内、中、外侧重睑宽度大致相同。

2. 开扇型

重睑皱襞自内眦或靠近内眦开始，向外上逐渐离开睑缘，呈扇状，也称广尾型。

3. 新月型

重睑皱襞在内、外眦部较低，中间较高，外形如同弯月。

（三）根据重睑显露程度分

1. 全双

指上睑从内眦到外眦有一宽窄大致相同的重睑皱襞者（相当于平行型）。

2. 中双

指重睑皱襞自内眦到外眦均有，但上睑内 1/3 部位皱襞较窄。即自内眦到外眦皱襞宽度逐渐增加（相当于开扇型）。

3. 半双

重睑皱襞在内 1/3 处不明显，似有非有，而后逐渐显出、增宽，直到外眦部。

4. 隐双

重睑皱襞较窄，平视时皱襞下缘与上睑缘几乎平行接近（又称内双）。

（四）根据重睑走行形态、位置高低分

1. 内低中外高型

重睑皱襞内侧 1/3 较窄，外 2/3 较宽。

2. 平行睑缘型

重睑皱襞与睑缘平行一致，宽度内中外基本一致。

3. 内高外低型

重睑皱襞内侧较宽，外侧较窄。

4. 不全重睑型

重睑皱襞自内眦到外侧形成不一致，深浅显露程度不同。

5. 多重睑型

上睑有两个或两个以上皱襞形成。

6. 浅层重睑型

重睑沟浅，形成的重睑似有非有，不甚明显。

各种分类方法虽然不同，但大同小异。

三、上睑形态的遗传规律

上睑形态（双重睑、单睑）受种族因素、地区因素、遗传因素、年龄因素及性别因素等影响。据部分学者统计和分析，我国双侧单睑发生率为 28% ~ 37%，双侧重睑发生率为 52% ~ 69%，单睑的遗传方式为常染色体显性遗传，重睑的遗传方式为常染色体隐性遗传。

第三节　重睑成形术的术前检查与准备

对患者进行仔细的术前检查，是所有美容手术成功的关键。

一、医生与患者之间必须很好地沟通

有关重睑的高度及形状，医生须了解患者对此手术的期望值、要求手术的动机、心理素质及审美观。虽然美容重睑术在一定程度上能改善容貌，但重睑并不是美的唯一标准。只有五官搭配协调，才能给人以美感。对于拿着明星照片前来求诊，要求按照片上明星的标准做重睑术者或想依赖重睑术改善容貌以挽回濒临破裂的婚姻者，手术医生应谨慎行事，须向患者说明术后的效果，使其想法切合实际。总之，医生应确定患者无精神病禁忌证，方可手术。

二、了解患者全身情况

注意询问有关病史，美容重睑术须排除全身禁忌证，对于患有甲状腺、心血管及肾脏疾病者，须经内科治愈后方可手术。对于瘢痕体质患者，应谨慎。对于女性患者，须询问是否怀孕及月经史。

三、仔细检查患者的眼部情况

如视力、裂隙灯检查等。特别要注意检查皮肤松弛程度，是否存在眉下垂、上睑下垂或眼睑退缩，使之在重睑成形术时同时得到矫正，以免术后双眼重睑不对称，引起不必要的纠纷。

四、术前医学照相

是必要的记录方法。

五、术前准备

由于内眦部的生物学因素，致该处瘢痕过度增生，即使再细心的手术，在该处也会留下美学上难以接受的瘢痕，故应谨慎。如内眦赘皮明显，必须进行手术矫正，应向患者说明情况。一般情况下，内眦部手术瘢痕在两年后会淡化。

术前签字，交代手术方法、手术目的，术中、术后可能出现的并发症向患者说明清楚，在取得患者理解后签字存档。

第四节 重睑成形术的手术适应证及手术方法

一、手术适应证和禁忌证

（一）适应证

凡是身体健康、无器质性疾病、精神正常、本人主动要求手术、无禁忌证的单睑者，或双睑皱襞较窄、上睑松弛、上睑皮肤松垂的患者均可施行重睑成形术。

（二）禁忌证

（1）眼疾患者。凡有眼部急、慢性感染者，需要等眼部疾患治愈后才可以进行重睑成形术。

（2）眼球突出者。各种疾病引起的眼球突出者，因眼裂已过大，做重睑术后就更大，故不适宜此手术。

（3）面部肌肉异常者。如面瘫、闭眼不全或面部痉挛、眼睑抽搐者，不宜行此手术。伴有青光眼者不宜手术。患有高血压，出血性疾病和长期服用抗凝血药物者，应在上述情况得到有效控制时再行手术。

（4）要求不切合实际者。有些患者客观条件较差，而主观要求过高，在向其解释手术后可能达到的效果后，如其仍坚持不切合实际的要求，要进行劝阻，宜慎重为此类患者行手术。

（5）家属不同意者。对于此类患者最好暂缓手术，为避免引起家庭内纠纷，对这类患者手术应持慎重态度。

二、手术方法

（一）埋线法

埋线法的基本原理是用尼龙线将上睑皱襞下方，睑板前的眼轮匝肌及其筋膜（或真皮）和睑板上缘或提上睑肌腱膜结扎固定，产生粘连，来替代提上睑肌腱膜的纤维附着于上睑皮肤的作用，从而形成重睑皱襞。主要适用于普通型单睑。其眼皮较薄，富有弹性，无松弛。其优点是操作简便，容易掌握，术后肿胀不明显，无手术痕迹，术后可以即刻恢复工作，而且即使效果不理想，也可以再行切开法补救。缺点是适应面较窄，有愈着区脱落、重睑消失的可能，按过去的叙述，常是采取"真皮和睑板缝合粘连形成上睑皱襞"，其实，不用真皮和睑板或提上睑肌筋膜锚定缝合，只要睑板前眼轮匝肌及其筋膜和睑板固定，或和提上睑肌筋膜锚定缝合，即可形成上睑皱襞。

埋线方法虽然很多，但原理基本相同，只是在进针方式、缝合方式以及是否做小切口等方法上有些不同，在此介绍笔者的方法和经验。

1. 画线

在上睑缘上方 6 ~ 8mm 处做重睑皱襞设计线，参考患者的期望，并根据患者上睑皮肤紧张度，来确定重睑的宽度。如上睑皮肤较松弛者，重睑皱襞线可略宽。可用镊子夹住上睑松弛皮肤，使睫毛刚刚翘起，此时所夹住的皮肤的宽度为 n，（n/2）＋5 即为重睑线的高度。如可夹住的松弛的皮肤有 6mm，那么（6/2）＋5=8mm，重睑皱襞的高度则定为 8mm。

2. 三点定点法

按预测的重睑高度画一重睑弧线，起自内眦止于外眦。以垂直于瞳孔的弧线的中点为最高点，在内眦与最高点连线的中点以及外眦与最高点连线的中点各为一点，用亚甲蓝做标志，各做 3mm 小切口或缝合点 a–b、c–d、e–f。

3. 四点定点法

按预测的重睑高度画一重睑弧线，起自内眦止于外眦，在此弧线上做 4 等分，定出 a–b、c–d、e–f、g–h 4 个约 3mm 的小短线或短线两头用亚甲蓝扎针固定。

4. 麻醉

1%～2%利多卡因加 1 ∶ 100000 肾上腺素溶液 1ml，注射于上睑手术预定的设计线处。1%丁卡因滴入睑内数滴。如从结膜面进针，结膜内可适当注入少量 1%～2%利多卡因肾上腺素溶液。

5. 缝合固定缝线一般用 5–0、6–0 单丝尼龙线，针可用 5×12 二三角针或 6×14 细长圆针，也可用 5–0、6–0、3/8 弧单丝尼龙无损伤缝针。缝合可以从皮肤面进针，也可以从睑板结膜面进针。

关键是要把睑板前眼轮匝肌及其筋膜（或真皮）和睑板，或和提上睑肌筋膜做可靠的结扎。

如从皮肤面进针，则需用护眼板保护角膜。第 1 针从 c 点进针，针尖触及护眼板，略退一点，在睑板表面滑行，穿针从 d 点出针。将 12–d 两端线反复上提，确认已带住提上睑肌腱膜或睑板后，缝线再由 d 点原针眼进针，经皮下致密真皮由 C 点针眼出针并先打活结。如重睑弧度良好，就打 4 个结固定。按此法重复缝合另外数针。一起剪掉线头，并使线头退缩同皮下针眼内。

如从黏膜进针，则需将上睑翻转。在睑板上方 2mm 的结合膜面相应 c 点处进针，从皮肤 c 点出针。再将带一头线从 c 点的结合膜面进针，经结合膜下层至 d 点结合膜面出针。再从 d 点的结合膜面进针，从皮肤 d 点出针。然后，再从皮肤面 c 点经真皮下至 d 点出针，打结，剪断线头，将线头埋入深部。埋线可以不做切口，而从原针眼内进、出针，但为方便手术，也可以做一个 3 ~ 4mm 的浅、小切口，深度不要超过真皮层。其优点是：操作简便可靠，避免了进、出针不能完全在同一针眼的麻烦；避免了因上皮细胞卷入针眼后皮样囊肿的发生。在此小切口内还可适当抽出些眶隔脂肪，剪去一点眼轮匝肌，缝线的线结也可埋入此切口深部（邱武才法）。

如果小切口深达真皮下层，并做去除眼轮匝肌、脂肪的切口，必须做前唇真皮－睑板的埋线缝合（或睑板前眼轮匝肌筋膜），然后再做一针切口皮肤对皮肤缝合，两天后可拆除此皮肤缝线。

因为 5-0、6-0 尼龙线较细，故打结后尼龙线会慢慢嵌入黏膜内，所以缝线可以不用在黏膜下穿行，而直接从黏膜面进针，皮肤面出针。以往，大多数做法都是不穿透黏膜面的。从皮肤进针的就挂在睑板表面或睑板上缘的浅层、提上睑肌的睑板上缘附着处。这样操作虽简便，但很难确凿地挂住睑板，以后所形成的重睑易松脱、消失。从黏膜面进针的，往往需翻转睑板，缝线先穿至黏膜下，然后才从原针眼进针，从皮肤出针。这种方法可以确保缝线挂住提上睑肌筋膜，较从皮肤进针法可靠，但操作稍微繁复一些。因为 5-0 尼龙线较细，打结后，尼龙线会慢慢嵌入黏膜内，所以笔者现在常常直接从黏膜 c 点进针，皮肤 c 点出针，黏膜 d 点进针，皮肤 d 点出针，而省去在黏膜下穿行这一步。这样操作更为方便，缝合可靠，无 l 例发生缝线摩擦角膜，引起角膜炎者。

（二）结扎法

适用于普通型单睑，对于皮肤不松弛、上睑脂肪不多又不愿接受手术的年轻单睑者，可采用此法。其原理是用缝线将皮肤和睑板或提上睑肌腱膜结扎后产生水肿粘连从而形成重睑皱襞。

方法：在上睑预定线上确定a–b、c–d、e–f 6点位置，每两个点距离应相等。用金属护眼板保护眼球，翻转上睑。用三角针1号线，从结膜面穹隆部相当于a点处进针，从皮肤面a点出针。缝针再从结膜面a点进针，斜向结膜面b处，从皮肤面b点出针。然后a、b两点间皮肤处加纱布垫或硅胶管垫结扎，同法完成c–d、e–f两处缝线。术后7～10天拆线。此法术后组织水肿明显，但拆线后恢复较快，双睑线自然，没有手术瘢痕。如果术后患者对外形不满意，可以早期拆线，恢复其原样。

（三）切开法

适用于各类单睑，同时可以矫正上睑皮肤松弛和上睑臃肿，手术形成的重睑皱襞稳固，不易消失。术后早期有手术瘢痕，半年后渐退。

1. 设计

在距上睑缘6～8mm处用眼科镊子挑起皮肤，测试核对此线所形成的重睑线是否自然美观，如可取，则用亚甲蓝液点定。切口内端起于内眦，眼裂中、内1/3交界处为最宽点，外眦部切口距睑缘可更宽（1～2mm，广角形），或呈平行或自然弧度下行（新月形）。如上睑皮肤松弛，可同时将松弛的皮肤宽度标出，可用无齿眼科小镊子在上睑夹持松弛的皮肤，以上睑皮肤舒展为度，睫毛不动，定出最宽点后按上睑皮纹画出新月形或广角形的皮肤切除范围（图5–2、5–3）。外眦角皮肤切口可超过外眦角4～6mm，在松弛性上睑皱襞成形中，皮肤切口可超过外眦角达10～12mm。

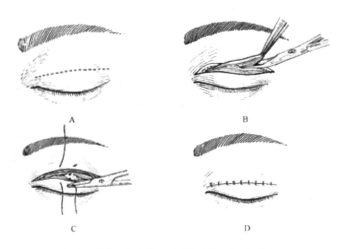

A. 切口设计；B. 切除一条眼轮匝肌；C、D. 缝合

图 5-2 切开法

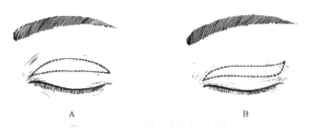

A. 新月形皮肤切除；B. 广角形皮肤切除

图 5-3 上睑皮肤松弛者的重睑成形术

2. 麻醉

1%利多卡因加肾上腺素溶液，每个上睑注射 1～2ml，浸润麻醉，麻醉层次一般在眼轮匝肌和睑板前脂肪结缔组织，麻醉层次如过深，会引起提上睑肌暂时麻痹，对术中手术效果观察不利；但如过浅，则会在缝睑板和内眦处有痛感。

3. 切口和眼轮匝肌、眶隔脂肪处理

按设计线切开皮肤，将切口线下方的眼睑皮肤与眼轮匝肌分离达距睑缘 2～3mm，可隐约看见睫毛的根部。去除睑板前的睑部眼轮匝肌，如睑板前脂肪较多，适当去除一些，但睑板前疏松组织不要剥离得太光，以免损伤睑肌腱膜，缝合时固定睑板也困难。如"水泡眼"就可看见眶隔反折下垂达睑板，铺于睑板前，可以用剪刀将眶隔筋膜反折轻轻从睑板上边分边推，使眶隔筋膜复位至睑板上缘处。如脂肪从内膨出，可适当去除一些眶隔脂肪，不可去得过多，以免造成眶部凹陷或眶隔粘连而形成"三眼皮"等。去脂后眶隔开口一般不必缝合，内外眦的睑板要暴露清楚，以便确凿地缝合。

4. 缝合

用 5-0 丝线做皮肤－睑板皮肤间断固定缝合。从皮肤切口缘进针，在睑板上缘或睑板提上睑肌腱膜上扣一针，然后从切口另一侧皮肤出针，这样间断缝合 5～7针。其中 3针最为关键，即中、内 1/3 交界处的一针决定了重睑的高度，内眦部的一针决定了内眦角的形态，外眦部的一针决定了重睑的长度。缝针扣住睑板的高度一般至少与皮肤切口相等，最好是高出 1～1.5mm，这样使睑缘皮肤挺括，睫毛外翘，上睑更明显和牢固。外眦部最后一针挂住位于外眦睫毛消失处的睑板，内眦部也必须挂住睑板，否则易形成双眼皮不到头，或半截双眼皮。术后伤口涂少量眼膏，上睑包扎 24 小时，术后 5～7天拆线。

（四）小切口重睑术

适应于年轻普通型单睑者，其特点是结合切开法和埋线法的优点，避免了切开法在内眦处易长瘢痕，而埋线法中埋线易脱落重睑皱襞易消失的缺点。

1. 设计

切口线在上睑缘上方 6～8mm 处做重睑皱襞预定线，位于皱襞中段，长度为 1～2cm，可参考瞳孔的直径作为切口的长度。目的是手术切口尽量短一些，而在这切口内又能比较容易地去除睑板上缘的眼轮匝肌和较松弛的眶隔脂肪，较清楚地暴露睑板上缘。

2. 麻醉

1%～2%利多卡因加肾上腺素溶液，上睑局部浸润注射 1ml。

3. 切开和分离

方法基本同切开法。注意如上睑较薄仅在切口下去除一小条睑板上缘的眼轮匝肌即可，不需要做过多的分离皮下组织，如上睑较臃肿可以在外上方适当去除一些眶内脂肪。

4. 缝合

用 6-0 尼龙线做切口前缘皮下－睑板内固定缝合。即从切口前缘的真皮进针，与睑板上缘的睑板表面筋膜或提上睑肌腱膜上缝合固定一针，按此法在上睑的内中外各缝一针。然后嘱受术者睁开眼睛，检查重睑皱襞的高度、弧度和两侧对称度。满意后做皮肤对合缝合。可以是间断缝合，也可以是连续缝合。

术后伤口涂眼膏，可以不包扎。术后 4～5 天即可拆除皮肤缝线。

第五节　重睑成形术的手术技术

一、经典切开法双重睑成形术

（一）适应证

适用于所有要求行双重睑成形术者。有瘢痕体质者也可做切开法，因为瘢痕疙瘩不会出现在眼睑皮肤，但下列情况特别适合经典切开法。

1. 眼睑饱满，眶脂肪丰富者。

2. 眼睑皮肤松弛者。

3. 有明显内眦赘皮者。手术中可同时做内眦赘皮矫正。

（二）手术步骤

1. 切口线设计不管何种术式，双重睑的画线是必不可少的，要根据睑裂高度、职业、社会环境、化妆习惯及本人要求，用亚甲蓝或甲紫画出双重睑走向及高度。术后重睑的高度与切口线高度、固定睑板前组织高度及切口上方皮肤的松弛度有关。一般最高点距睑缘 5 ~ 8mm，在睑缘中央偏内而不在正中央。线画至距内眦 2 ~ 3mm 处，而在外侧则要超过外眦 4 ~ 5mm（图5-4）。双重睑的形态基本上有两种：一种是所谓"开扇型"，即内侧低与内眦赘皮的皱襞相连；另一种是"平行型"，即双重睑基本与睑缘平行，适用于无明显内眦赘皮者。对有明显内眦赘皮者施行平行型双重睑术，很可能在内眦部出现两个皱襞。

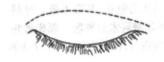

图 5-4　上睑皱襞画线

2. 麻醉

上眼睑皮下 2% 利多卡因加肾上腺素适量行浸润麻醉。

3. 切开

主刀和助手将皮肤绷紧，用 11 号刀片沿画线切开皮肤和皮下组织，暴露眼轮匝肌。

4. 剪除

睑板前轮匝肌用眼科剪在切口下对着眼轮匝肌剪一小口，从切口将眼科剪伸入，对着睑板下 1/3 处，将剪刀两叶张开扩大切口（图5-5）。剪刀伸入切口向两侧剪开眼轮匝肌，至睑板前组织暴露。剪去切口下唇一条睑板前轮匝肌。切口下分离不要太靠近睑缘，以免损伤睫毛毛囊及睑缘动脉弓。

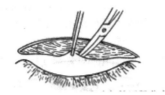

图 5-5 将切口下方皮肤与轮匝肌分离

5. 剪开眶隔，切除眶脂肪

如果眶脂肪饱满，在切口上方眶脂肪隆起最高处横行剪开眶隔。如切口偏低，则容易损伤提上睑肌腱膜，且眶脂肪不易膨出。向后上方压迫眼球，眶脂肪即从切口疝出，将疝出的眶脂肪切除。注意不要向眶内牵拉脂肪，以免引起眶内出血，应脱出多少切除多少。眶脂切除过多或损伤提上睑肌腱膜，术后可造成上眶区凹陷或腱膜性上睑下垂。眶脂肪部分切除后即可见到其下白色的提上睑肌腱膜。眶隔不需缝合。

6. 相应症状的矫正

如伴上睑皮肤松弛，则同时切除部分皮肤；伴明显的内眦赘皮者，可同时做内眦赘皮矫正术。

7. 缝合

将切口下方皮肤自然摊平，皮肤切缘所接触到的睑板前提上睑肌腱膜的稍上方，即为缝合时缝线穿过深层组织处。用 5-0 号丝线或 7-0 号尼龙线做 5～7 针间断缝合。如伴皮肤松弛去皮者，可适当多缝几针。缝线穿过切口下缘皮肤后，横向带一点提上睑肌腱膜，然后再穿过切口上缘皮肤（皮肤 - 腱膜 - 皮肤）。横过深层组织时，位置要比皮肤切口高 1～2mm，这样有利于将切口下唇的皮肤提紧，使睫毛翘起。缝合时注意调整双重睑的高度，使两眼对称。缝合内眦皮肤切口时，应带深层组织。

8. 加压包扎

切口处涂抗生素眼膏，敷纱布加压包扎 1 天。

（三）术后处理

术后加压包扎 24h，局部冰敷 24～48h。拆除敷料后，用抗生素眼药水清洁伤口，暴露术眼。嘱患者每日用眼药水清洁伤口，保持伤口干净。5～7天拆线，如有感染等情况及时就诊。

二、小切口切开法双重睑成形术

小切口法双重睑成形术具有切开法和埋线法的双重优点，即重睑形成可靠而持久，且术后反应较轻，无须加压包扎。

（一）适应证

小切口切开法

适用于上睑较饱满、皮肤不松弛者。上睑很饱满者宜做经典切开法。

（二）手术步骤

1. 切口线设计

同经典切开法。

2. 麻醉

上眼睑皮下浸润麻醉。

3. 切口

在画线的近内眦、外眦以及中间两点各做 3mm 长的小切口。

4. 剪除部分轮匝肌

用有齿镊提起切口周围的眼轮匝肌，并予剪除。

5. 剪开眶隔，剪除眶脂肪

将眼球向后上方轻压使眶隔突于切口下，用有齿镊提起眶隔，剪开眶隔。压迫眼球使眶脂肪突至切口，提起眶脂肪，予以剪除。一般在内眦部及中间的外侧切口切除眶脂肪即可。

6. 缝合

用 5-0 号丝线或 7-0 号尼龙线缝合切口，每个切口缝合 1 针。缝针先通过切口下唇，然后在切口上方 1 ~ 2mm 处横过深层组织再从切口上唇皮肤出针。4 针完成后结扎缝线。结扎时，根据双重睑的弧度、高度及两侧重睑对称情况调节结扎的松紧，直到满意为止。

7. 剪短线头

剪短线，至睁眼时缝线不露于双重睑外为宜。术后不包扎，7 天拆除缝线。

（三）术后处理

术后无须包扎，暴露术眼。可局部冰敷 24 ~ 48h 以减轻术后肿胀。嘱患者每日用眼药水清洁伤口，保持伤口干净。7 天拆线。

三、缝线法双重睑成形术

（一）适应证

适用于眼睑薄、脂肪少，无明显内眦赘皮，无眼睑皮肤松弛者。年轻人或一侧单睑者尤为适用。

（二）禁忌证

对于上眼睑厚、眶脂肪多或上睑皮肤明显松弛下垂者不适用。

（三）手术步骤

1. 重睑线设计

同切开缝合法一样用亚甲蓝画线，如为单侧者，则根据对侧上睑皱襞的高度及走向画线。将亚甲蓝线做出 5 个等分点，用亚甲蓝标记出。

2. 麻醉

眼睑皮下及穹隆部结膜下浸润麻醉。

3. 缝线

将带有 1 号丝线的双针中的一针从睑板上部进针，穿过睑板、眼轮匝肌至皮肤亚甲蓝线处出针，另一针在第一针旁 3mm 处睑板上部进针，在第

1 针旁 3mm 皮肤亚甲蓝线处出针，从而完成第 1 根缝合线。如此在亚甲蓝 5 等分标记处完成 5 根缝线。将 1 根 4 号尼龙线置于每对缝线之间，然后结扎。置尼龙线的目的：一是为了防止线结陷入眼睑组织过深，造成拆线困难；二是加强压迫力量。术后仅用敷料覆盖缝线处，让睑裂暴露。

4. 拆线术后 7 天拆除缝线。

上述方法也可用 1 根针、1 根线的缝合方法，熟练后双眼仅需 15min 即可完成。画线及麻醉同上。将护板插入上穹隆，取 1 枚 3/8 圆的长三角针，穿上约 30cm 长的 1 号丝线，将针从右侧眦部亚甲蓝线处垂直进针，当缝针触及护板时即轻轻提起上睑，针从睑结膜面显露后沿着护板出针，再从旁开 3mm 的睑结膜进针，穿过睑板、眼轮匝肌由皮肤面出针，完成第 1 根缝合线。缝线不剪断，同法再做其他 4 根缝合线。将缝线一起提起剪断，这样便形成单独的 5 对缝合线，然后按上法结扎。术后 7 天拆除缝线。

四、埋线法双重睑成形术

（一）适应证

适用于眼睑薄、脂肪少、无明显内眦赘皮的年轻人或单眼单睑者。

（二）禁忌证

对于上眼睑厚、眶脂肪多或上睑皮肤明显松弛下垂者不适用。

（三）手术方法

1. 埋藏褥式缝线法

（1）用亚甲蓝按设计的重睑线高度及弧度画线，定出内、中、外 3 组 6 点并标记。

（2）皮下及穹隆部结膜下做浸润麻醉。

（3）翻转上睑，用一双臂 6-0 号尼龙线从结膜面睑板上缘处进针，穿过眼睑全层在皮肤面标记处 a 点出针。另一针从结膜面同一进针点进针，但紧贴结膜面在结膜下水平穿行 2 ~ 3mm 后于皮肤面第 1 针旁 2 ~ 3mm 处 b

点出针。该第二针再从皮肤面原针眼 b 点进针，潜行于皮下组织层于第 1 针针眼处 a 点出针。

（4）结扎，剪短线头，将线头埋于皮下。可于出针时用三角针针尖将针眼扩大。同法操作完成内、外两对缝线。

（5）术毕用消毒棉球擦拭，暴露术眼。

2. 连续埋藏缝线法

（1）设计上睑重睑线，用亚甲蓝标记，定出 a、b、c、d、e、f 6 个点。

（2）皮下及穹隆部结膜下做浸润麻醉。

（3）用护板保护眼球，用一双臂 6-0 尼龙线的一针从皮肤面 a 点进针，经皮下组织于皮肤面 b 处出针，再从 b 点原针眼进针，通过睑板（勿穿透结膜面）或睑板表面的提上睑肌腱膜纤维于皮肤面 c 点处出针。同样方法和次序，由 c 点经皮下组织至 d，再由 d 经睑板或提上睑肌腱膜纤维至 e，再由 e 经皮下组织于皮肤面至 f 穿出皮面。

（4）另一针由 a 点原针眼进针，经睑板或提上睑肌腱膜纤维至 b 点处皮肤穿出。再从 b 点原针眼进针，经皮下组织至 c 点处皮肤出针。同样方法和次序，由 c 点经睑板或提上睑肌腱膜纤维至 d，再由 d 经皮下组织至 e，再由 e 经睑板或提上睑肌腱膜纤维至 f 处穿出皮面。

（5）最后在 f 点处将线的两端轻轻抽紧，嘱患者睁眼观察重睑形成效果。满意后，将线两端结扎，并将线头埋入皮下。

该技术由于采用连续缝合，加强了睑板或睑板前提上睑肌腱膜与皮肤的粘连效果，是介于全层切开和缝线技术的手术方法。

3. 小切口间断埋藏缝线法

（1）原田 – 河本间断埋藏缝线法

①用亚甲蓝画出上睑皱襞的走向。

②皮下以及穹隆部结膜下做浸润麻醉。

③在亚甲蓝线的中央及中内、中外 1/3 交界处做 3 个长 3mm 的皮肤切口。

④用台氏拉钩翻转上睑。将穿有 5-0 号或 7-0 号尼龙线的双针中的一针从穹隆部的中央进针，另一针从同一点结膜进针，从中央切口两侧出针，同法做另外两根缝合线。

⑤结扎后剪短线头，将线头埋藏在皮下，皮肤切口不必缝合，伤口也不覆盖敷料。

第六节　上睑凹陷双眼皮手术

一、上睑凹陷的分类

（一）单纯性上睑凹陷

上睑眶隔脂肪萎缩是单纯性上睑凹陷的主要原因，随着年龄的增加，中老年患者上睑皮肤松弛，原本自然良好的重睑形态不复存在，取而代之的是外侧上睑皮肤明显松弛的"三角眼"状，松弛严重者可见多重皱褶。由于眶隔内脂肪量缺乏，眶隔间隙变窄、眶隔膜于提上睑肌腱膜高位融合，在此情况下，单纯的重睑术其术后易出现重睑过宽、多重重睑。所以对于此类患者单纯重睑并非理想的手术选择。

（二）继发性上睑凹陷

某些患者因上睑重睑术后眶隔脂肪去除过多导致上睑凹陷，或外伤、手术后瘢痕粘连导致上睑形态欠饱满出现上睑形态较健侧凹陷。对于此类患者，在行重睑术修整时可并行凹陷矫正。对于部分患者充分释放眶隔脂肪可以起到一部分填充作用，而对于有些患者而言，可释放的眶隔脂肪量仍然不足已达到令人满意的效果。此时，需要考虑采用额外的充填物，首选来源丰富、操作简单、易取易得、充盈效果好、无排斥反应的自体颗粒脂肪组织。

二、手术方法

（一）麻醉：手术于局麻下进行或辅以静脉镇静麻醉，上睑一般多采用2% 利多卡因＋1 ： 200000 肾上腺素行局部浸润麻醉，如有吸脂需要，可用麻醉肿胀液。

（二）手术方法

1. 上睑按切开睑板固定法：重睑术设计切口，或沿原切口，常规处理切口与睑缘之间的部分，剪除一条皮肤及眼轮匝肌，修剪睑板前组织，对于存在瘢痕粘连者对瘢痕给予充分松解。各类上睑凹陷在处理眶隔时，均最大可能疝出眶隔脂肪，以达到上睑饱满外形。以 7-0 号尼龙丝线带睑板前筋膜间断缝合切口。

2. 经过长期经验总结摸索，笔者认为腹部脂肪易取易得，且部位隐蔽，一般建议患者抽取腹部脂肪给予填充。在抽取量＜ 5ml 的情况下，注射麻醉液于皮下蜂窝层脂肪组织，使皮肤表面呈白亮发硬。抽吸技术仍以麻醉肿胀技术为基础，以粗针头接 20ml 注射器于负压下抽取脂肪。如患者同时有吸脂塑形要求，可常规吸取脂肪。将取得的脂肪颗粒混悬液静置，清洗至上清液澄清，将颗粒粗大、含血凝块、纤维条索的脂肪组织去除，只留质地均匀细腻、色泽黄亮、颗粒饱满的脂肪，将精心选出的脂肪与碱性成纤维细胞生长因子混合。以 5ml 注射器轻吸浮于表面的脂肪待用。将 5ml 注射器接粗针头，在上睑重睑切口处，沿切口小心插入针头，于凹陷处注射适量脂肪组织。嘱清醒患者睁眼闭眼，多余脂肪组织自动从切口处溢出。切口给予红霉素眼膏轻涂或凡士林油纱覆盖，一般不加压包扎，防止凹陷再形成。术后嘱患者尽量睁眼，以保证重睑形态良好。

第七节 三点小切口重睑术

东方民族以单睑者居多，因此眼睑手术几乎占到整个美容手术的半数左右，尤以重睑术最为常见，也是最能给一个人的容貌予以灵气的手术。目前重睑手术方法种类繁多，大致可分为切开法与非切开法。切开法不受单睑条件的限制，适应证广，所形成的重睑可靠稳定，但有手术创伤大，术后恢复时间长，切口疤痕明显等缺点。非切开法包括埋线法和结扎缝线法等，手术操作简单，恢复快，没有切口疤痕，但其适应证较窄，不适应上睑臃肿的患者，且组织粘连不牢靠，易出现重睑消退。三点小切口重睑术综合了上述两种方法的优点，克服了其不足之处。该法操作简单，术后肿胀轻，恢复快，无明显疤痕且效果稳定可靠，可去除肥厚的眼轮匝肌，臃肿的脂肪，适用于不需切除皮肤的重睑术患者。术后所形成的重睑线自然美观，是一种值得推广的整形美容手术。

一、术前准备及适应证

术前准备：术前应仔细检查睑裂的大小及形状，眼睑是否臃肿，眼睑皮肤是否松弛。术前应详细了解受术者的年龄、职业、心理状态和对手术的要求等。术前常规行血常规和凝血功能检查。

重睑线的设计原则：东方人的睑板宽度约 7 ~ 9mm，故重睑的宽度不宜太宽给人以不自然的感觉，一般取 6 ~ 8mm，测量时令术者轻闭双眼，取自然状态。

手术适应证：本法适应大多数的单睑患者，部分肿眼泡患者也可用此手术通过外眦部切口释放脂肪。

禁忌证：上睑疤痕、上睑下垂、上睑皮肤松弛老化等。

二、手术方法

切口设计：根据患者脸形、眼形及个人要求设计重睑线。分别在距内眦角 5mm、外眦角 5mm 及瞳孔正上方定点，用亚甲蓝标记长约 3 ～ 5mm 平行于上睑缘的切口线。

麻醉：用含 1 ： 200000 肾上腺素的利多卡因做局部浸润麻醉，每侧剂量约 0.5ml。沿切口线切开皮肤及皮下组织，用剪刀掏剪重睑线下方的眼轮匝肌、睑板前腱膜及多余的脂肪组织。若上睑臃肿可在外眦部切口处去除眶隔脂肪。用 7–0 号尼龙线将上睑缘和上睑提肌腱膜缝合。术中观察重睑宽度及弧度是否流畅并进行调整。术后用金霉素眼膏涂于切口上方，必要时可进行冰敷。嘱患者多做睁闭眼动作，口服抗生素，切口注意清洁。

术中注意事项：掏剪眼轮匝肌时应尽量向左右、上下方向掏剪，以有利于形成平滑美观的重睑，否则术后三点处易形成明显凹陷。在剪除内外眦部肌肉和眶膈脂肪时要注意彻底止血以免形成血肿。局麻药量不能太多，一般一侧注射 0.5ml。注射时一般注射于皮下不能太深，否则易致上睑提肌麻痹导致一过性上睑下垂，术中不能观察两眼上睑的弧度和宽度。外眦部去除脂肪要注意与泪腺的鉴别，以免损伤泪腺。脂肪不宜过多，以免外眦凹陷。在美容外科领域，人们愿意接受创伤小、术后恢复快、效果好的治疗方案，本手术效果稳定，是一种值得推广的手术。

第八节　重睑术后并发症原因和处理

一、并发症的分析和处理

（一）重睑线变浅

多见于埋线法，目前所谓的高分子双眼皮，实际上就是埋线法重睑术。原因：①选择适应证不正确，对于眼皮厚而臃肿者，用埋线法未能将睑板和皮肤在重睑线处形成永久的粘连。②缝线脱落或缝线确实未能挂住睑板。③缝线纤细和缝合过紧，割断已挂住的腱膜。④采用切开法，睑板前组织去除不够，皮肤与睑板未能粘连。

处理：①埋线法重睑线完全消失者，应选择合适的方法重新手术。眼皮薄及内眦无赘皮者，仍可选择埋线法，先抽去"高分子"尼龙线，然后每缝合一针都要求挂住睑板。上睑臃肿者应改为切开法。②重睑线的长度不够，造成重睑线半截者，在消失部位重新手术，可用局部贯穿缝合法或埋线法，应与残存的重睑线的弧度保持一致。③切开法失败者还应选择切开法，适量去除睑板前组织，再次缝合时与睑板上缘扣紧。

（二）重睑过窄

指重睑线绝对宽度过窄（＜5mm），出现隐双。原因：①设计者（包括术前受术者的要求）设计过窄。②缝合位置过低。③上睑皮肤松弛。

处理：①若为缝线法，可拆除缝线，重新设计和缝合。②若为皮肤松弛而切除量不够，切口上缘的皮肤悬垂于皱襞前下方，可切除上睑松弛的皮肤，将切口皮肤固定到睑板上缘（宽度可增加 1 ~ 3mm）。

（三）重睑过宽

表现为重睑宽度>8mm，或对脸形小而圆者，其重睑宽度相对过宽。原因：①患者要求模仿西方眼形，指定宽度和要求上眼窝凹陷。②在上睑皮肤过于松弛时画切口线。③缝合时，在睑板前筋膜的进针点高于皮肤的进针点。

处理：①对于"欧式眼"受术者，手术修复难度较大，可分两步进行，Ⅰ期手术：将切口设计线降低，如果皮肤缺损较多，可用结构相似的耳后、双上臂内侧、小阴唇皮肤修复；Ⅱ期手术：填充上睑凹陷，填充物有真皮脂肪瓣，游离脂肪颗粒，带蒂眼轮匝肌瓣。②对于轻度的重睑线相对过宽者，将切口重新设计在6～8mm范围，画线时应将上睑皮肤稍拉紧，如果皮肤张力允许，可将原切口一起切除。③若缝合睑板前筋膜的进针点较高并形成粘连，则需松解粘连，必要时将眶隔脂肪阻隔于原粘连处，按新设计线间断缝合皮肤。

（四）上睑皮肤多层皱褶

原因：①画重睑线时，上睑皮肤绷紧程度不一致，画线不连贯。②在重睑线与睑缘之间剥离皮肤不均匀，去除组织不均匀，内眦去除皮肤过多，切口线以上皮下组织去除过多，皮肤与深层组织形成多处粘连。③错位缝合。

处理：①按原切口切开，剥离粘连，并将切口下缘皮肤向上超过原睑板与皮肤粘连处缝合。②对于眼轮匝肌呈超薄分束型的患者，修复时将眼轮匝肌下移与重睑线处的皮肤及睑板缝合在一起，尤其是瞳孔中点处的一针。

（五）上睑下垂

原因：①术前已存在上睑下垂，但术者未发现，仍选用埋线法。②贯穿缝合法，缝合位置过高，在提上睑肌腱膜上造成某种阻力，导致假性上睑下垂。③血肿、感染造成组织粘连。④术中分离和切除眶隔脂肪的层次太深，误伤或切断提上睑肌，导致外伤性上睑下垂。

处理：①如为埋线法，可拆除埋线。②瘢痕粘连者，行瘢痕松解术。③

外伤性上睑下垂是最难修复的一种并发症。根据严重程度，可选择提上睑肌缩短术，或额肌瓣悬吊术。

（六）内宽外窄型

内宽外窄型是一种不美的眼型。

原因：①设计缺陷。②挂线过高。

处理：设计改成内窄外宽型，或平行型。从重睑线向下游离至睑缘处，再将睑板前的眼轮匝肌游离成一条肌瓣，蒂在内眦处。将肌瓣移植到原重睑线深面的凹陷处，在其远端的游离缘用9–0无创伤线缝合一针。

（七）双侧重睑不对称

双侧重睑不对称的原因：①未画切口线，或画得不精确，双侧宽度不一致。②切口偏离设计线，在睑板上的固定位置不一。③一侧手术失败。

处理：①选择理想的一侧为参照，切开不佳的一侧重新手术。例如，可充分剥离较窄的一侧切口下缘皮肤，利用皮肤的伸展性向上缝合，缝合时挂住睑板的高度应比切口线高，高多少需根据两侧对称性而定。②如仍不能完全纠正，可切除较宽一侧重睑切口下缘的皮肤，使之对称。③对于一侧手术失败者，例如，一侧重睑线过宽且弧度不理想，但无皮肤缺损，在原切口切开皮肤，用眼轮匝肌瓣填充原重睑线深面的凹陷，根据皮肤的弹性形成新的重睑线，最后使双侧重睑线尽量对称。

（八）上睑瘢痕

原因：①患者是瘢痕体质。②切口不整齐，呈锯齿状。③缝线较粗，结扎较紧，切口皮缘对合不好。④术后切口感染，如针眼脓肿。

处理：①局部注射去炎舒松A，或外涂康瑞保药膏。②保守治疗无效后，切除明显的瘢痕组织，重新按无创伤技术缝合，但是在切除明显的瘢痕组织和充分松解粘连后，

二、再次修复术

（一）再次修复术的原则和时机的选择

与首次重睑术相比，重睑再次修复术的难度较大。要严格掌握适应证，坚持患者自愿的原则。向患者做耐心的解释工作，解除其思想顾虑。术者要由操作熟练者担当。特别是对外院手术失败的患者，更要分析其原因及患者的心理状态，须慎重，不要勉强患者做修复手术。只有那些主动要求、态度坚决并对手术目的、恢复过程及可能出现的问题表示理解者，才可以考虑再次行修复术。术前一定要签手术志愿书和拍照片。

若对松弛皮肤切除的量估计错误，皮肤切除过多，出现上睑外翻者，轻者通过上睑按摩和时间的推移会逐渐恢复正常；重者应行手术调整，如进行皮片移植术。若伴有严重的组织缺陷，还要考虑进行组织移植，可选用真皮脂肪瓣、游离脂肪颗粒，或带蒂眼轮匝肌瓣。其中用带蒂眼轮匝肌瓣修复重睑线深面的凹陷，在国内的报道中罕见。

再次修复术仍是对组织的一种损伤，会引起新重睑线以外区域的再次粘连，导致新重睑线的变形。为避免或减轻该并发症，术中可利用脂肪组织阻断上睑提肌与眼轮匝肌、皮肤之间的粘连，以稳定疗效。缝合线可选用 5-0 号尼龙线，靠近切口边缘缝合，5 天拆线，以减轻组织反应和避免组织粘连。拆线后可在棉签上涂康瑞保药膏局部按摩，以松动可疑粘连部位。

对切开法效果不满意的患者，除非是眼睑严重闭合不良，均应在手术半年以后，才考虑修复手术。应向患者耐心解释，过早手术往往不能取得良好的效果。贯穿缝合法是在睑板上缘的睑结膜内和同一平面的皮肤之间纵褥式缝合，呈"U"形，术后 7 天拆线。埋线法是一种横贯穿结扎手术，缝线行走于上睑真皮和睑板前筋膜之间，无须拆线。

上述两种非切开法手术，因为不做切口，没有切除组织，术后无明显的瘢痕，且有很大的可逆性。如果发现效果欠佳，可待水肿消退后，尽早选用合适的修复方式，如补充缝合，拆除缝线，或改为切开法。

（二）再次修复术后效果的预测

大部分患者经过二次手术都能够得到良好的效果。只有个别患者的条件较差，效果不太理想，但也能得到不同程度的改善，从而减轻患者的心理压力。如果预测术后效果不良，则应放弃修复术。

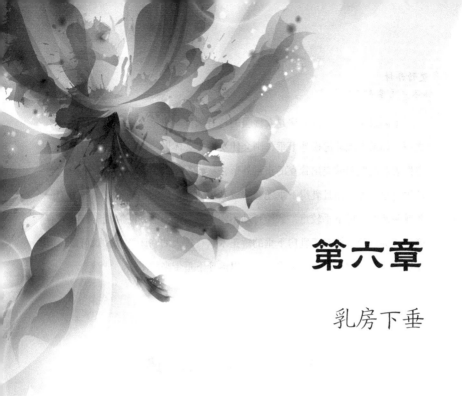

第六章

乳房下垂

丰满且位置正常的乳房是女性美的特有象征，也是女性魅力的重要标志之一。如果出现乳房松弛下垂，则会使女性失去体形匀称的线条美，两侧乳房失去在胸壁向前突出耸立的正常外形，从而影响胸部的体态，女性为此会产生自卑心理。而且乳房下垂还会造成其生活和工作的许多不便。如由于一侧或两侧的乳房下垂较重，致使行动不便，颈肩部不适，两侧乳房皱褶处有糜烂或湿疹等。故对于乳房下垂的矫正术具有较大的临床意义，既可以恢复女性的自信，解决其心理障碍，又可以治疗下垂带来的不适。

第一节　乳房下垂概述

正常乳房位于胸壁的第 2 ~ 6 肋之间，内侧起自胸骨旁，外侧达腋前线，其 2/3 位于胸大肌的表面，另 1/3 位于前锯肌的表面。乳房内含乳腺和脂肪组织，皮下浅筋膜伸向乳腺组织内形成与皮肤垂直的条索状的纤维间隔，这些纤维束一端连于胸肌筋膜，另一端连于皮肤，将乳房的腺体固定在胸壁和皮下组织之间。这些起支持作用和固定乳房位置的纤维结缔组织称为乳房悬韧带，又称 Cooper 韧带。它牵引在皮肤、乳腺和胸肌筋膜之间，既可使乳房的位置相对固定，又能使其在胸壁上有一定的移动性。乳房下垂主要是由于乳房的皮肤和 Cooper 韧带等悬吊支持结构反复被牵拉，导致其弹性降低而形成的，其外观呈袋状。

引起乳房下垂的因素有：

1. 哺乳

女性停止哺乳后，因体内孕激素等性激素水平减低，乳房内的乳腺导管、腺体及脂肪组织等均可以发生萎缩，而乳房的皮肤及支撑组织却相对较多，因而导致乳房下垂。

2. 年龄

老年人由于年龄因素，包括内分泌在内的各种生理功能都有不同程度的减退，故而其乳房的皮肤、支持组织、脂肪和腺体都明显退化、萎缩，最终导致乳房表现为空囊状松垂。

3. 减肥

许多女性减肥后，身体多处的脂肪组织明显减少，包括乳房在内的脂肪组织也可减少，因而出现皮肤松弛，最终导致乳房下垂，多见于中青年女性。

4. 体重骤减

女性由于某些疾病的影响，可出现体重突然明显下降，乳房内的腺体和脂肪组织减少，皮肤松弛，进而出现乳房下垂。

正常乳头的位置一般位于第4或第5肋间水平，乳房下垂后其位置就下降至第4或第5肋间水平以下。临床上常根据乳头位置与乳房下皱襞位置关系的不同，将乳房下垂分为3度：I度：乳房轻度下垂，乳头的位置与乳房下皱襞平行。II度：乳房中度下垂，乳头的位置介于乳房下皱襞与乳房的最低位置之间。III度：乳房重度下垂，乳头的位置位于乳房的最低点。

第二节　乳房下垂矫正术的历史及进展

乳房下垂矫正术的基本原则是通过手术切除多余松弛的皮肤，并对其下的乳房组织进行重新塑形和悬吊，以使乳房达到新的满意的位置及外形。基本的治疗方法为乳房提升术。根据乳房下垂同时伴发的其他情况，乳房提升术与其他手术同时进行方能取得满意的术后效果。在比较典型的乳房提升术中，传统的手术方法包括 Mcindoe 和 Rees 法、Dufourmentel 和 Mouly 的外侧切口法、Arie 和 Pitanguy 的下方楔形切除法以及一些类似的真皮乳房悬吊术，如 Goulian 法。Arie 和 Pitanguy 开始倡导的广泛上蒂法经多年应用取得了较为持久的结果。同样，下蒂法也得以广泛应用，或为广泛下蒂（由 Axhausen 技术改变而来），或为窄蒂（为 Mckissock 技术的改良之作）。隆乳加乳房悬吊术首先由 Regmmlt 和 Lewis 描述，这些方法适用于乳腺组织不足的乳房下垂患者。近年来文献报道的乳房上提术大多与乳房缩小术同时进行，因为多数乳房下垂患者伴有乳房肥大，对该类患者单纯行乳房上提术不能获得理想的效果，其中最常用的就是通过双环法切口进行乳房的缩小与上提（图6-1）。

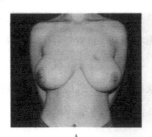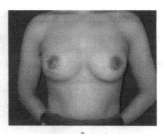

A. 术前正位 B. 术后正位

图 6-1　乳房缩小加上提术

站立位标记胸骨上切迹中点、锁骨中点、乳房下皱襞。标出乳房经线和纬线。沿锁乳线向下延伸至乳房下皱襞为乳房经线；以胸骨外侧缘第4肋间开始弧形向外，经乳头至腋前线与第4肋间相交处为乳房纬线，也为第4肋间神经皮穿支走行的体表投影。新乳头位置定点 o 位于乳房下皱襞中点在乳房前面锁乳线上的投影点，或在乳房经线上标记距锁骨中点的距离约18 ~ 22cm 为新乳头顶点。在两侧乳房下皱襞位置不对称时应使两侧锁骨中点距 o 点的距离相等。自 o 点沿锁乳线向上 2cm 为 a 点，于乳房下皱襞中点沿锁乳线向上 6～7cm 为 b 点。自胸骨中线沿乳房纬线向内 8cm 为 c 点，测量乳头到 c 点的距离。继续沿乳房纬线向外定出 d 点，使乳头到 d 点的距离等于乳头到 c 点的距离减 2cm。弧形连接 a、b、c、d 4 点，为乳房真皮环的外环。患者取平卧位，以乳头为圆心，画直径为 4cm 的圆为新乳晕的大小，也为真皮环的内环（图 6-2）。

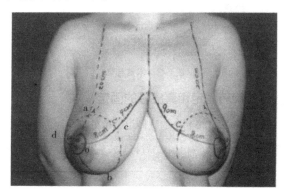

图 6-2　术前标记

二、真皮帽的形成和腺体组织的切除

于乳房皮下和腺体组织之间注射 1：20 万单位肾上腺素生理盐水，去除双环间的表皮，保留真皮帽（图 6-3），在腺体表面剥离直至乳房的边缘。然后在乳腺上半部做 W 形的部分腺体组织切除。

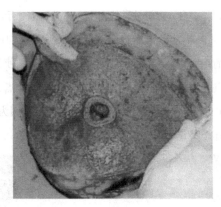

图 6-3　术前标记

三、腺体的旋转固定和真皮帽的固定

在腺体组织切除后，将剩余的腺体组织由外下向内上方旋转，用 40 丝线固定在胸肌筋膜上（图 6-4）。然后将真皮帽四周也固定在胸肌筋膜上，行乳房外形的塑形。

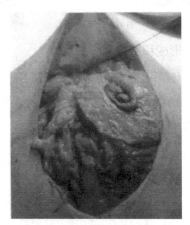

图 6-4　腺体的旋转固定

四、外环皮肤的荷包缝合

将外环收拢，根据其与乳晕周径的大小决定是否需再次去除多余的皮肤。

在外环皮下运用30单丝尼龙线做荷包缝合，使其口径与新的乳晕直径相当，然后打结固定。最后分层缝合皮肤，术后加压包扎。

当然，任何手术都有它的优点和缺点，要求手术医生根据不同的个体差异，具体问题具体分析，掌握多种手术方法，以便用于不同的个体。另外，应用自己较为熟练的手术方法往往比某种创新或硬搬别人的手术方法更为重要。

第三节　乳房下垂矫正术的手术适应证

乳房下垂矫正术主要应解决以下几个方面的问题：①恢复乳房下皱襞的正常位置；②将下垂的乳腺组织上移，固定在较高位置；③上提乳头乳晕复合体；④缩短乳头至乳房下皱襞的距离；⑤恢复乳房正常的体积。对于不同情况的下垂乳房，应是上述几种方法的有机结合。对于任何程度、任何类型的乳房下垂，只要患者有手术要求，在无明显手术禁忌证的情况下均可施行手术。但整形外科医生术前应对患者的求医动机和心理活动有充分的了解，不可盲目从事，否则会引起不必要的麻烦。

总的来说，乳房下垂矫正术的适应证为：①无心理障碍的各种乳房下垂患者因美容目的要求手术者；②中重度乳房下垂产生躯体症状者，如颈、肩、背疼痛，乳房下皱襞糜烂等；③因乳房下垂影响其特殊职业表现而要求手术者，如时装模特、运动员等。乳房下垂矫正术的禁忌证为：①有心理障碍或精神病者；②心、肝、肾功能不全者；③有不能控制的内分泌疾病者；④已明确有瘢痕体质者；⑤有明显凝血功能障碍者，如血友病、血小板减少症等；

⑥对医生不信任者；⑦有全身性感染病灶者。以下对不同类型的乳房下垂所应采取的矫正术及其适应证进行分述。

一、不伴腺体肥大或萎缩、体积正常的轻度乳房下垂

原则上讲，这种类型的乳房下垂最易处理，无须手术矫正，只需佩戴合适的支持性乳罩即可，因为这些患者着装后甚至着轻薄的服装也可显示其优美的身体曲线。但如果患者对自己乳房的某一方面不满意而有强烈的手术要求，在排除精神因素和动机不纯后也可施行创伤非常小的手术，如乳晕周围乳房悬吊术。Lewis 曾应用乳房下皱襞短切口行皮下乳房悬吊术。这两种手术均是于乳房下部做腺体，对腺体缝合使乳腺折叠而达到上提的目的。通过乳晕周围切口还可调整乳头位置。

二、伴腺体萎缩的轻度乳房下垂

如乳房下垂程度很轻，通过隆乳术即可矫正。此种情况最常见于哺乳后女性，哺乳期乳汁分泌较多，哺乳后乳腺出现明显萎缩。隆乳可增加因乳房萎缩而缩小的乳房体积，使其恢复原来的大小，伴随乳房体积增加可使乳头上提，并能得到令人满意的乳房外形。值得注意的是，单纯隆乳不能纠正中度乳房下垂，一旦假体包膜形成，下垂的乳腺将垂坠于假体前下方，这将造成奇特的乳房下垂畸形。这要比原来的乳房下垂更难令患者接受。

三、伴轻中度乳房肥大的轻中度乳房下垂

除非患者的身高较高，一般来说这类患者均应行乳房缩小整形术，至少需行单纯乳房悬吊术，大多行单纯乳晕周围环形切口的单纯乳房悬吊术或部分乳腺组织切除的乳房缩小整形术，可于乳晕周围环形去表皮，如需行腺体切除，可于上方皮肤腺体剥离后楔形去除上方或上外侧的乳腺组织，将腺体创缘缝合，缩小乳房基底，并将乳晕周围真皮向上悬吊，荷包缝合切口而达到上提和缩小乳房的目的。

中度乳房下垂者，如乳房下极较大，也可行乳房下极的腺体折叠缝合，使腺体上推；同时行乳头乳晕的上提。其他传统方法也可应用，但大多在乳房下极和乳房下皱襞处留有瘢痕。

四、伴乳房肥大的重度乳房下垂

这类乳房下垂的处理与常用的乳房缩小整形术相似，有许多技术可以应用，但应选用自己较为熟练的手术方法。手术内容包括减少乳房体积和外部皮肤，以适当的蒂携带乳头乳晕上提。但当乳房肥大不是太明显时，可能主要是以乳房悬吊为主。如果需要行乳腺组织的修整，可只在乳腺下极外侧和内侧进行修整，以使乳房达到丰满的轮廓。

五、乳房体积正常的中重度乳房下垂

处理原则包括保护所有皮下和乳腺组织，将乳腺组织做内翻缝合，使乳腺组织在垂直方向上向上旋转，同时缩小乳房基底，切除皮肤或部分皮肤去表皮，以缩小外被皮肤，修复乳晕，这样将有助于形成丰满的乳房。最好的方法为乳晕周围环形切口，或加乳晕下方垂直切口或（和）短的横行切口的乳房上提术。为尽量缩短乳房下皱襞的切口，应在乳房可以遮蔽的长度内从两端去除两个小的"猫耳"，以免向内或向外有太多超出乳房可以遮蔽的范围。也可以将切口两端向中间拉拢以缩短横切口，同时又可利用皮肤从下方支持乳房和增加 Cooper 韧带的作用。在关闭切口前，也可在乳房下极适当位置将乳腺组织固定几针于胸肌筋膜上，以增加手术效果的持久性。

六、乳房体积不足的中重度乳房下垂

这类乳房畸形处理起来较为复杂。如选用只切除皮肤的乳房缩小整形术，利用本身的乳腺组织塑形，术后乳房体积将显不足，因此应行乳房悬吊加隆乳术。首先行乳头乳晕重新定位，并切除过多的皮肤，使乳头乳晕上提，然后通过腺体下乳房假体植入增加乳房的体积，以恢复乳房理想的体积和形状。

当然，也可选择胸肌下隆乳，这是较为安全有效的处理方法。还可分期进行，一般先行乳房上提术，二期再行隆乳术。如果一期手术又行腺体下隆乳，则不能选择应用单纯腺体蒂，否则将会影响乳头乳晕的血供，可选择真皮腺体蒂的方法。一般多选择上蒂，但往往在真皮折叠缝合时乳晕形状、突起度和乳晕周围的皱褶不太自然。

上述技术也可用于皮下乳房切除术的患者，由于乳头乳晕通过真皮蒂提供血供，因此真皮蒂应尽量宽而厚，旋转角度和缝合张力不应太大，否则将会影响乳头乳晕的血运。

七、伴弥散性乳腺增生的轻中度乳房下垂

如经乳腺外科医生诊断乳腺囊性增生较为严重或存在较严重的其他乳房良性疾患需行皮下乳房切除术时，一般行皮下或胸肌下乳房假体植入，但以胸肌下植入为常见，特别是偏瘦的患者。如为轻度下垂，可选择比原来稍大的假体行乳房重建，无须行乳房悬吊；如为中度下垂，皮肤较多，可应用上真皮蒂提供乳头乳晕的血供而进行乳房悬吊。但如对乳头乳晕的血供存在顾虑，可先不进行悬吊，待伤口愈合后再行二期乳房悬吊。

八、伴囊性增生且明显肥大的重度乳房下垂

对于轻度乳腺增生，可行单纯乳房缩小整形术。有报道称，乳房缩小整形术会减轻乳腺增生引起的乳房疼痛症状。也可根据乳腺增生的部位选择性地进行乳腺组织的切除而行乳房缩小整形术。如增生严重，有乳腺全切除的必要，则需按乳房重建的原则进行。但在行乳腺组织切除时，应尽量保留乳头乳晕。可一期重建，也可分期施行。大多数情况下应行一期重建，特别是在皮瓣较厚、乳头乳晕血供有保证的情况下更应选择一期重建，但乳房悬吊可延期几个月再进行。此时皮肤回缩已经固定，假体周围包膜已经基本稳定，乳头乳晕的血循环可由皮肤和皮下脂肪提供。

九、双侧乳房不对称的乳房下垂

如两侧乳房大小和下垂程度明显不对称，可对肥大和下垂的乳房行乳房缩小整形，或行乳房悬吊，或两侧同时进行。如对侧正常，只行单侧手术即可；如对侧轻度下垂，则行对侧单纯悬吊；如一侧未发育，可行隆乳术加对侧乳房悬吊。因不对称的形式多种多样，应根据具体情况选择不同的术式相结合，以使两侧乳房外形美观而对称。

第四节 乳房下垂矫正术后的效果评价

一、乳房下垂矫正术后的哺乳

乳房的哺乳功能有赖于乳腺正常解剖和生理功能的存在，即保证乳腺小叶、乳腺管与乳头的连续性。吸吮乳头可通过神经反射刺激垂体催乳激素和缩宫素的分泌，因此保证乳头乳晕的感觉对于乳房下垂矫正术后的哺乳也很重要。

对于不伴有乳房肥大或弥散性乳腺增生的乳房下垂患者，由于不涉及腺体的切除，不会损伤乳腺导管，术后再进行哺乳是可能的。医生应该在术前和患者讨论这些问题，并建议患者术后哺乳。对于切除部分腺体的患者，应尽可能保证乳头与残留的乳腺组织相连，以保证术后乳汁的顺利排出。

影响乳房下垂矫正术后能否哺乳的因素很多，手术只是其中的一个方面。有研究表明，妊娠分娩后树立哺乳的信心在其中占有非常重要的比重，此外婴儿对乳头的吸吮是刺激乳汁分泌的有利因素。因此，在术前应告诉患者手术对乳房的哺乳功能没有或很少有影响。

二、乳房下垂矫正术对乳房感觉的影响

乳头乳晕和乳房皮肤的感觉包括触压觉、温度感觉和震动觉。影响乳房下垂矫正术后皮肤感觉的因素主要包括：

（一）术式选择

对于单纯行乳房提升固定术的患者，对其术后乳房感觉的影响目前还没有相关的报道。对于伴乳房肥大需要行腺体切除的乳房下垂患者，对其术后乳房感觉的影响则有较多报道。一般认为，乳头乳晕和乳房皮肤的各种感觉尽管恢复时间不一致，但术后1年均会恢复至正常水平。

（二）术中切除的组织量

Greuse认为切除的腺体组织量是影响术后乳房感觉恢复的重要因素。切除的腺体组织量增多，切断神经、损伤术后乳头乳晕的感觉的危险性增加。Gonzalez认为，加大切除的组织量将增加损伤第4肋间神经的危险。但Wechselberg则认为，术中切除的组织量对术后乳头乳晕和乳房皮肤的触压觉无影响。Temple也认为，术中切除的组织量及蒂的长度与术后乳房感觉的改变无关。

（三）术后的恢复时间

有研究发现，术后6～12个月期间乳房感觉仍逐渐提高，认为术后乳房感觉的完全恢复至少需要1年的时间。因此，术后时间不同，患者的乳房感觉恢复也不同。

三、乳房下垂矫正术对患者生活质量的影响

乳房不仅是哺乳器官，还是女性的性器官之一。乳房性功能的维持有赖于其敏锐的感觉及美观的外形。乳房下垂者有时伴有乳房体积的增大，不仅使其失去公认的美学形态，而且由于神经纤维受牵拉使其敏感性明显下降。临床上，除引起明显的躯体症状外，还对患者的心理造成明显影响。乳房下垂矫正术不仅可使患者的躯体症状得到缓解，身体活动较前增加，健康状况

得到改善，而且增进了与配偶之间的关系，改善了性生活质量。但所有这些均依赖于成功的手术效果：良好的外形和乳房感觉，特别是乳头乳晕复合体感觉的存在。

第五节　乳房下垂矫正术的并发症和处理

一、血肿

单纯乳房上提术发生血肿的机会较少。但如果同时行乳房缩小术或隆乳术，则可因腺体的切除或腔隙的剥离，在不能完全直视止血的情况下，也可能发生血肿。血肿的预防措施：①术中严密止血，操作轻柔；②对有出血倾向者，术前1日、术中和术后均应用止血药；③缝合时不留无效腔，术后加压包扎；④损伤较大的手术，术中应放置引流管；⑤术后早期如发现引流量较多、颜色呈鲜红色，应考虑为新鲜出血，可自引流管注入含有少许肾上腺素的盐水，加压包扎。如果出现明显的血肿，处理办法为：①如术后已形成血凝块，应进入手术室重新止血；②对乳头乳晕附近的血肿应争取及早发现、及早处理，不能等待其自然吸收，因为此处血肿造成的局部张力可影响乳头乳晕的血运。血肿吸收后，局部机化形成的纤维条索牵拉将造成乳头移位和不对称等畸形。

二、感染

发生感染的原因：①手术中污染，术前没能完全清除乳头皱褶内积存的污垢；②手术创伤大，电刀电流过大，影响了组织的活力；③皮瓣剥离时破坏了皮瓣内的血管网，皮瓣抗感染能力下降；④术后发生脂肪液化、坏死，继发感染；⑤术后血肿继发感染。

感染的预防和处理：①严格进行无菌操作；②术中操作轻柔，严密止血；③术中应用抗生素；④及时行血肿清创，发生感染时要打开切口引流。

三、乳头乳晕坏死

发生乳头乳晕坏死的原因：①剥离表皮时破坏了真皮下血管网；②皮瓣或真皮瓣剥离层次不当，破坏了皮瓣内血管的连续性；③设计皮瓣或选择手术方法不当，使皮瓣超出长宽比例，直接造成动脉供血不足或静脉回流不畅，致皮瓣瘀血，造成乳头乳晕坏死；④做乳晕周围切口或剥离乳头乳晕时，切口深度掌握不好或局部应用电凝、电刀反复切割止血；⑤术后局部血肿压迫血管，造成血供不足。

乳头乳晕坏死的预防和处理：①选择适当的手术方式，对严重乳房下垂者不能只用单蒂，应尽量选择垂直双蒂或水平双蒂，如应用单蒂应选择较宽的蒂；②术中轻柔操作，严密止血；③出现乳头乳晕周围血肿应立即清除；④术后早期如发现有血供不足，可配合使用扩血管药物，如丹参注射液和低分子右旋糖酐，以改善微循环，扩张血管；还可配合高压氧治疗；⑤如发生坏死，在坏死组织脱落后或手术清除坏死组织后进行乳头乳晕重建。

四、皮肤坏死

皮肤坏死多为皮下潜行剥离范围较广泛且层次不一致，或在关闭切口时皮下组织修剪过度所致。因此，应根据乳房下垂的类型和程度选择合适的手术方式，注意剥离层次的完整性，关闭切口时不宜过紧。

如发生皮肤坏死，应予以切除后重新缝合，或行皮肤游离移植暂时封闭创面，二期再行修整。如直接缝合，将会使已塑形好的乳房改变原来的形状而造成乳房不对称，使患者极不满意。因此预防皮肤坏死尤为重要。

五、乳房不对称

术后乳房不对称的原因：①术前设计测量不准确，术后瘢痕牵拉使乳头乳晕移位；②术前就已存在不对称，术中虽切除不等量的乳腺组织，但难以把握每侧需切除的确切组织量；③术前乳房较大时两侧不对称不明显，等量的组织量切除、乳房缩小后两侧不对称显现出来；④切除的乳腺组织形状和部位不同，或两侧手术非同一手术者完成，如楔形切除时楔形块的形状不完全一致；⑤两侧悬吊不对称，悬吊固定的位置有所不同，造成两侧形态不一致。

乳房不对称的预防和处理术应由同一医生主刀完成，特别是关键步骤如腺体的切除、悬吊和固定等，避免上述各种错误的发生：①针对上述原因进行预防，如严密止血、轻柔操作、充分引流、术后应用抗生素等；②术前尽量确切估计两侧乳房不对称存在的差异，力求使剩余的乳腺组织相等；③术前站立定位测量，使乳头乳晕固定于锁骨中点至乳头的连线上，切记不能使乳头乳晕的位置偏向上内；④如术后出现乳头乳晕位置不正确，按照巨乳缩小整形术后乳头乳晕移位调整的方法来调整。

六、形态异常

（一）乳头乳晕异常

（1）乳头指向上：多因皮下乳腺组织悬吊上提不足，乳头未位于乳房的最高点而是偏上，应重新行乳房下方乳腺组织的折叠和悬吊。

（2）乳晕不圆：多因环形切口缝合时张力不均所致，多发生于荷包缝合时一侧皮肤较多、一侧较少，乳晕未位于荷包口的中央。

（二）乳房外形异常

1.多因乳房悬吊固定不足或切除乳腺组织形状不规则，或术后随乳房的重力作用继发乳腺下垂，而部分已充分固定的组织不能随之移动，从而造成各种畸形；2.剩余皮肤较多，皮肤不能与下方组织紧密相贴，加压包扎时造成皮肤不规整地堆积于某处，形成局部隆起而致外形不整。这两种情况均应行二次手术矫正，重新悬吊下垂的乳腺组织，修复皮肤皱褶。术后早期佩戴支持乳罩，以防继发下垂。

七、切口瘢痕

乳房上提术后也可发生瘢痕变宽、增生，主要原因是患者早期过多和剧烈的活动对切口形成一种牵拉作用。另外，缝合切口时张力过大也可引起瘢痕。

瘢痕的预防和处理：乳晕周围环形切口最好行荷包缝合。缝合切口时各层严密对合，将有助于避免对切口的牵拉作用，预防增生性瘢痕的形成。瘢痕较宽时应考虑二期手术修整。

第六节　妊娠期及产后乳房的保健

一、妊娠期乳房保健

乳房在妊娠期会发生非常明显的变化，乳腺组织在胎盘激素的作用下日益增生、膨胀，导致乳房体积增大。妊娠早期，乳腺的末端腺管明显增生，有芽状突出并出现萌芽性小管，小管管腔扩大，使乳腺小叶增大，甚至有些小管侵入周围纤维和脂肪组织中；腺管上皮细胞增生很活跃，管腔内充满增生的细胞。妊娠中期，腺管末端的分支明显增多，增生的末端乳管融合成较大的乳腺小叶；小叶末端腺管的分支扩张，使闭锁的腺管形成管腔，终端形成腺泡，有时可达数百个；腺泡和腺泡间相互密接，相邻的数个小叶可以相互融合成大叶。到妊娠后期，新形成的小叶内的导管和腺泡腔进一步扩大，腺泡上皮细胞分化为含脂质的初乳细胞，并开始分泌活动，乳腺的导管内也可有分泌物填充；毛细血管逐渐增多、充血而扩张，全乳管系统继续增大，整个乳腺已呈现初哺乳期的态势。因此，在妊娠期间做好乳房保健对于产后哺乳和避免并发症的发生至关重要。

（一）正确穿戴乳罩

乳腺在妊娠期受胎盘分泌的雌激素的影响，重量逐渐增加，体积逐渐增大，致使四周韧带松弛。因此，随着乳腺的不断发育增大，应选用大小、松紧合适的乳罩，并随乳房的增大而不断调整。妊娠期的乳罩不宜过紧，只需轻轻托起乳房即可。但并不主张不戴乳罩，应给予适当的支托和保护，防止以后乳房下垂。

（二）矫正乳头畸形

正常乳头为圆柱形，伸出乳腺弧面 $0.8 \sim 1cm$。部分女性可能存在乳头内陷、扁平或短小。乳头扁平或轻度凹陷者，在妊娠期应经常用手指轻拉、按摩或用其他器械吸引，使乳头挺立（每天 $1 \sim 2$ 次，每次 $20 \sim 30min$），否则会导致产后哺乳困难、乳汁淤滞等，进而引起继发感染或一系列乳腺疾病。

严重的乳头凹陷多采用手术治疗，但有时效果不甚理想。有学者根据负压原理研制和生产了由聚丙烯原料构成的乳头隆出器，结构为带抽气减压通道的帽状腔囊。使用时将乳头放进帽状腔囊内，抽气后，持续的负压将乳头拉出。凡用挤、捏、牵拉或负压吸引等方法能使乳头暂时突出者均属适应证。这种方法对乳腺组织无损伤，但使用时要循序渐进，并注意乳头的血供，以防乳头坏死。

对乳头低平者，要将乳头向外牵拉，检查乳头的伸展性。对伸展性较差者，应做改善乳头伸展的练习，即在乳头两侧各放一手指，由乳头一侧向外牵拉乳晕皮肤及以下的组织，重复多次；或将手指放在乳头的上下，向上下拉伸，每天 2 次，每次 5min。

有些女性认为自己的乳头太短而不能喂奶。其实乳头的长度并不重要，关键在于婴儿应将足够的乳头与乳晕拉出含在口内形成新乳头。许多扁平或较短的乳头经较好地牵拉后哺乳并不困难，经婴儿吸吮牵拉后更有所改善。

（三）做好乳头护理

护理好乳头，有助于产后哺乳成功。乳头护理包括两个方面：一是注意乳头卫生。妊娠期乳头有时会有分泌物，容易在乳头周围形成污垢，应经常用温毛巾湿敷，软化焦痂，清除污物。洗净乳头后，可适当涂些无刺激、无不良反应的油脂，避免乳头糜烂、皲裂和继发感染。二是增强乳头乳晕的抵抗能力。哺乳期乳头易因婴儿的吸吮而擦伤和皲裂，因此在妊娠期就要增强乳头乳晕对机械刺激的抵抗力。可在妊娠 2～3 个月后，特别是妊娠后两个月，每天用温热水擦洗乳头，经常用柔软清洁的棉织物轻轻摩擦乳头和乳晕皮肤，或用橄榄油或优质润肤膏涂在乳头上轻轻按摩。但有人认为，怀孕晚期刺激乳头可引起早产。

（四）乳房按摩

妊娠后，可以做乳房按摩操对乳房进行按摩，即以乳头为中心，做同心圆或放射状按摩，促进乳腺淋巴、血液循环和乳腺增生，提高乳腺的分泌能力，减少产后急性乳腺炎的发生。按摩乳房时不要用力过重，更不要用力揉捏乳腺，以避免乳腺导管破裂和局部脂肪坏死。

（五）禁止滥用药物

妊娠后乳房胀痛是一种正常的生理现象，有些女性对这种正常的生理现象不了解而滥用药物是不可取的。任何药物都有可能影响正常妊娠和胎儿的正常发育。

二、哺乳期乳房保健

产后哺乳期乳房进一步增大，腺泡增殖，乳管扩张，胞质中线粒体和内质网非常丰富，为乳腺的泌乳提供了物质基础。同时，随着体内雌、孕激素水平的下降，乳腺在泌乳素和缩宫素的作用下开始分泌乳汁。

生育后哺乳是正常的，有些女性为了保持体形，避免乳房松弛而拒绝给婴儿哺乳是不可取的。已有人报道，未哺乳的女性乳腺癌的发生率有所升高。但哺乳期太长也可能会使乳房皮肤和乳腺内纤维结缔组织反复拉长而使乳房弹性降低，即使终止哺乳也不能恢复到原来的状态而出现乳房下垂，甚至乳房干瘪。一般来讲，哺乳时间以 8 个月左右为佳。断奶前应逐渐减少哺乳次数和每次哺乳的时间，做到循序渐进，突然断奶会引起乳腺内压增高，造成乳腺腺体萎缩。

哺乳期对乳房形态学的影响非常大，故此期的乳房保健非常重要，其目的是保护乳腺组织的泌乳功能和保持乳腺的健康。具体内容如下：

（一）注意哺乳期卫生

许多母亲认为，乳头越干净越好，所以每次哺乳前和哺乳后都用肥皂水清洗乳头，甚至用酒精擦洗乳头，这是不正确的。正常情况下，乳头乳晕的皮肤上有一层皮脂腺分泌的油脂，这层油脂对于保护乳头乳晕、防止因婴儿吸吮发生皲裂是有好处的，清洗过频而除去这层保护层有害无益。每次喂奶后将一滴乳汁均匀地涂在乳头表面有利于保护乳头。

（二）注意哺乳方法

注意哺乳方法，避免损伤乳头。提倡产后早开奶，按需哺乳。婴儿含接乳头时，其口唇应像鱼唇状，将大部分乳晕含入口中。如果发现婴儿没有大口大口地吞咽奶水的动作或母亲感到乳头痛，说明婴儿仅含接了乳头，没有将乳头乳晕一起含接，这时可让婴儿重新含接一次，否则易引起乳头疼痛，继而出现乳头皲裂。初产妇更应注意，因为初产妇乳头娇嫩，若婴儿的吮吸能力强，或婴儿咬切乳头，极易引起乳头疼痛并出现皲裂。过去认为乳头疼痛是吸吮时间过长引起的，现在经研究证明，乳头疼痛与喂奶时间长短无关，是由于婴儿没有把足够的乳晕部分含入口内，而仅仅吸吮乳头所致。

大多数婴儿吸吮 5 ~ 10min 便停止了，但有的婴儿可达半小时以上。新的研究表明，吃奶速度快的婴儿与吃奶速度慢的婴儿两者摄入的奶量是相近的。如果让吃得慢的婴儿停下来，他就吃不到足量的乳汁。因此，对婴儿吸吮乳汁不能限时，但也不能让婴儿口含乳头而睡，否则易引起乳头糜烂和皲裂。哺乳结束或需要中断时，不要强行将乳头拉出，因为此时婴儿口腔内为负压，若强行拉出，可能引起乳头疼痛或皮肤受损、乳头皲裂。正确的做法是将擦干净的手指伸入婴儿口中，让婴儿张开口，乳头便会自然地从口中脱出。

（三）正确处理乳头疼痛和乳头皲裂

乳头疼痛大多是由于含接方式不对引起的，因此，纠正吸吮方法，乳头疼痛便会很快停止。如果婴儿继续以错误的方法吸吮，则会损伤乳头皮肤，继而发生乳头皲裂。乳头疼痛不适时不必让婴儿停止吸吮或让乳房休息，也不必在乳头上涂药膏，这样对减轻疼痛并无帮助，有时反而会加重疼痛和引起乳胀。

乳头皲裂常发生在产后最初数日内，以初产妇和乳头扁平、内陷者居多。婴儿不恰当的吸吮如含接方法不对、吸吮时间过长、用力过大等会造成乳头表皮剥脱，使表皮下的真皮层受损而发生乳头皲裂和溃疡。乳头皮肤损伤后，细菌经乳头伤口侵入乳腺，此时若停止哺乳会引起乳汁淤积，更易导致急性乳腺炎。

已发生乳头皲裂者，可以局部涂 10% 复方安息香酊或鱼肝油，也可用中药黄柏、白芷研末调和后涂于皲裂处以保护皮肤，促进伤口愈合。皲裂不严重者可以继续哺乳（在哺乳前用热水将药物擦洗掉），但必须纠正错误的吸吮方式；皲裂严重者不要直接哺乳，这样不仅疼痛难忍，而且有可能诱发乳腺炎，应该将乳汁挤出来放在瓶子里面再喂，或者用特制的玻璃或橡皮乳头罩保护乳头，再让婴儿吸吮，使皲裂的乳头易于愈合。使用乳头罩时必须将乳头罩紧贴于乳头乳晕部，勿使漏气，否则不仅吸不出乳汁，反易将空气吸入胃内。在每次喂奶结束时，在乳头上留一滴奶并涂均。在哺乳间隔期，尽可能让乳头多暴露在空气和阳光下，这样有助于乳头皮肤的愈合。

（四）预防和处理奶胀

产后头两周哺乳比较困难，初次分娩的产妇更加明显。在开奶之前，乳腺可能会变热、变重、变硬，似乎里面充满了石块，这是由于乳汁充盈和支持组织中体液增加所致。大多数产妇仅感到乳房轻微胀痛，随着哺乳的实施，大多数均能缓解；若哺乳后不能缓解乳胀感，则应将乳汁挤出，这样，几天后乳房就不再肿胀，且有稍空的感觉，但此时仍能产生大量的乳汁。若不挤出乳汁，就会出现乳胀，乳胀可能导致母乳喂养失败，甚至引起乳胀热、乳腺炎、乳腺脓肿。

乳胀导致母乳喂养失败是由于乳房皮肤较紧，乳头伸展性差，婴儿不能将乳头及乳晕含接形成新"乳头"，从而不能有效吸吮。同时，吸吮时只吸吮乳头容易损伤乳头皮肤，继而导致乳头疼痛而减少喂哺次数。由于不能有效吸吮，且喂乳次数少，因而大量的乳汁不能排出，"以需定供"的乳腺泌乳细胞就会减少泌乳，并出现退行性变化。乳胀热是指乳胀的产妇有 24h 的发热期，这可能是由于母乳中的物质进入血液所致。一般不需要做任何处理即会退热。如果发热持续 48h 以上，则应注意有无感染。预防乳胀，要在产后尽早开奶，实行按需哺喂，并在哺乳后挤出多余的乳汁，排空乳腺。处理乳胀，应让婴儿吸吮乳汁（这时的乳汁仍然是安全的、卫生的）。若婴儿不能正确含接或者吸不完乳汁，则应挤出乳汁，排空乳腺。也可先挤出一些乳汁，让乳房松软后再让婴儿吸吮。没有必要、也不能让乳腺休息。

（五）预防急性乳腺炎

产后急性乳腺炎多发生于产后 3～4 周，以初产妇为多，表现为乳房肿大、疼痛、皮肤红肿、高热和局部压痛。如未及时处理可很快形成乳腺脓肿；一旦形成脓肿，即需行切开引流。这不仅给患者造成极大的痛苦，还会影响哺育婴儿，甚至造成全身性感染；还可因组织坏死而使愈合后的乳房变形，局部留有瘢痕。在月经期和妊娠期乳房保健中，我们已提到如何保持乳头局部卫生，预防乳房炎症。除此之外，还应注意婴儿口腔卫生，防止乳头皲裂，可于每次哺乳后在乳头上涂一层乳汁予以保护。如乳汁量太多，还需定时挤出乳腺内的乳汁，避免乳汁淤积和乳腺胀痛。乳汁淤积严重时，表现为乳房皮肤水肿、发热，局部剧烈疼痛，乳房变硬，乳头不能挺立。已有乳汁淤积者，可轻轻牵拉乳头，用湿毛巾热敷，从乳腺四周向乳头方向按摩，促进乳汁排出；也可借助吸奶器将淤积的乳汁吸出。按摩时动作不可粗暴，手法宜轻，并应用一些无明显不良反应的抗生素预防急性乳腺炎的发生。一旦发生急性乳腺炎，就要立即使用抗生素，否则易形成脓肿。同时要尽快恢复哺乳，对停止哺喂者，要帮助其再泌乳。

（六）促进乳汁分泌

首先，睡眠充足，精神愉快，是保持乳汁分泌旺盛的条件。母婴同室或同床，可以减少产妇心理的疲惫，有利于母乳喂养成功。其次，母亲的营养直接影响到乳汁的质和量。如果乳母膳食中的某些营养成分供给不足，将首先动用自身储备的营养物质，以保证乳汁的营养成分，如果这种状况得不到及时纠正，将导致乳母自身营养缺乏，从而影响乳汁的质和量。所以，应十分重视乳母的营养。第三，促进乳汁分泌的首要因素是让婴儿吸吮乳头，婴儿吸吮对乳头的刺激作用可以刺激泌乳素的产生，从而促进乳房分泌乳汁。因此要学会正确地哺育婴儿。喂奶时，一是要采取正确的哺乳姿势，可采用坐式、半坐式或侧卧式，以产妇感到轻松、舒适为原则，这样将有助于乳腺局部血液循环通畅，有利于乳汁排空；二是两侧乳房轮流哺乳，吸空一侧后再吸另一侧，剩余的乳汁应及时排空或用吸奶器吸出，这样不但有利于乳腺组织规律性地泌乳，而且可防止乳汁淤积形成硬块诱发乳腺疾病。如有硬块出现，应及时用吸奶器将淤积的奶吸出，或用手顺着乳腺管方向轻轻按摩，挤出淤积的奶汁，使乳腺管通畅，必要时还可外敷中药或做理疗。

（七）正确的哺乳方式

长期用一侧乳房哺乳，另一侧乳房的乳汁量就会逐渐减少，乳房会很快恢复到原来的状态；而哺乳侧因乳房反复胀大，乳腺组织内弹力纤维和皮肤内纤维结缔组织逐渐拉长而失去弹性，中止哺乳后乳房也不能完全复原，可造成两侧乳房不对称。因此应两侧轮流哺乳，尽量做到两侧哺乳对称。

（八）乳房按摩

按摩乳房对促进乳腺的血液循环、疏通乳管、促进乳汁的分泌有一定的作用。按摩时若有乳汁分泌不必拭去，可作按摩润滑剂，按摩结束后洗净。按摩乳房应每天坚持 1～2 次，按以下步骤进行：

第一步：按摩乳房周围组织，促进乳房血液循环。

第二步：向乳头方向推按乳腺，疏通乳管。

第三步：向乳头方向提捏乳腺组织，刺激乳腺组织。

第四步：同第三步，只是提捏乳腺组织的次数应更多些，以刺激乳腺组织。

第五步：用拇指、示指捏住乳晕牵拉、按摩乳头。

（九）穿戴合适的乳罩

哺乳期的乳腺腺泡活动需要适当的低压力环境，所以应穿戴乳罩支托乳腺，保持乳管通畅，改善乳腺的血液循环，预防乳腺炎，促进乳汁分泌。同时穿戴乳罩有助于终止哺乳后乳房恢复原有的形态。哺乳期穿戴的乳罩大小要合适，较原来要稍微宽松一点，但不应太大，否则会失去对乳房的支撑作用而引起乳房下垂；偏小则对乳房的健康不利。哺乳期乳罩的选择应注意大小、质地、款式。

1. 大小要适宜

孕末期及哺乳期，乳腺较以前大一些，大多数哺乳期女性会发觉原来的乳罩小了，或不合适了，这时应重新购置大小适宜、适当宽松一点的乳罩，但也不能太大，否则对乳房起不到支撑作用，还会导致乳腺下垂。切忌用偏小的乳罩，这对乳房的泌乳和健康不利。

2. 质地要柔软，吸水性能好

最好用棉质乳罩，因为棉布柔软、吸水、透气性好。哺乳期常有乳汁从乳头溢出，如果乳头经常处于湿润状态，又与硬物摩擦，极易造成乳头糜烂和皲裂。目前市售的仿棉制品也可以选用，但最好不要选用吸湿性强、透气性差的化纤制品。有调查表明，多数哺乳期女性的乳腺管中能挤出蚕丝状微粒体、棉纺织品、化纤尘粒，这些细小的纤维尘粒嵌入乳管导致了乳汁分泌和排泄的困难。所以哺乳期女性在使用乳罩前，要掸去乳罩内的灰尘和毛羽物；同时乳罩不要和其他衣服一起清洗，以免沾上纤维、尘粒。

3. 款式适用

旁开式乳罩的纽扣开在右边，便于脱穿，也便于哺乳，所以颇受哺乳期女性的欢迎。目前市场上可买到一种两侧开窗方便哺乳的乳罩，大小、质地可根据上述原则挑选。

三、终止哺乳后的乳房保健

产妇产后立即回奶是不可取的，这既不利于婴儿的生长发育，也不利于产妇产后子宫的复旧和其他一系列妊娠后代偿变化，而且对乳腺组织的正常生理活动具有抑制作用，也可能成为乳腺疾病的诱因。但哺乳期也不宜太长，否则可能使乳腺皮肤、乳腺组织长时间地膨胀、扩张，造成弹性下降、回复困难而导致乳腺下垂。有些农村女性有长时间哺乳的习惯，这可能造成乳腺干瘪、下垂、袋状畸形，也可能引起子宫过度萎缩。

哺乳在客观上对乳腺的形态有一定的影响，如形体丰满、体积较大的乳房终止哺乳后，乳腺可能会变得松软而稍微下垂。对于一般的女性，产后哺乳时间只要控制在 8 ～ 9 个月，并在哺乳期加强保健护理，乳房的变化不会很大，再加上断乳后一系列的健美锻炼，依然可保持乳腺的曲线美；而对妊娠或哺乳前乳房较小的女性，产后哺乳可以促使乳腺不同程度的发育，再通过产后健美锻炼，乳腺形态会比以前更美。

终止哺乳应逐渐进行，突然断乳会使乳腺内压升高，乳汁分泌受抑制，从而造成乳腺腺体萎缩。终止哺乳后腺体会迅速发生退行性变，滞留在乳腺腺泡腔和导管内的乳汁多被吸收，大部分腺泡破裂，腺泡萎缩，结缔组织增生不足，使整个乳房松弛下垂。其常见原因为：①产后女性的身体逐渐恢复，体形变瘦，但又没注意乳房的保护；②部分女性由于哺乳时间过长，卵巢功能恢复较慢，导致雌激素分泌减少，乳腺出现萎缩；③部分女性对性要求淡漠、缺少性刺激等，也会造成乳腺萎缩。为防止乳房过度萎缩、下垂，终止哺乳前后应注意：①坚持做胸肌锻炼和胸部健美操，使支撑乳腺的胸部肌肉发达，延缓乳腺萎缩，防止乳房下垂；②按摩乳房，促进乳腺的血液循环，防止乳腺萎缩；③穿戴合适的乳罩，支托乳房；④哺乳时间应适可而止，一般以 9 个月为宜，此时若终止哺乳，乳房复原的机会仍然存在。

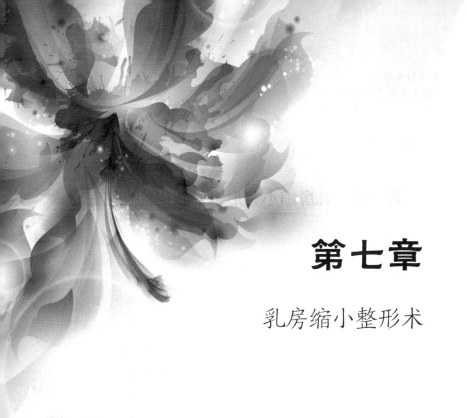

第七章

乳房缩小整形术

第一节 乳房缩小整形术的适应证和禁忌证

一、乳房缩小整形术的原则

现代乳房缩小和乳房悬吊的概念是腺体塑形与无张力缝合，其包括：①用乳房腺体塑形以恢复乳房的形态，而不是用皮肤乳罩塑形；②乳头带蒂移位至正常位置；③用最小的张力去除多余的皮肤，并尽量缩小术后的瘢痕。每位医生对乳房缩小整形术的操作方法有很大的不同，但都面对一些共同的因素，包括乳房的大小和形状、皮肤松弛度以及乳房的下垂程度。任何手术都由这4个技术要素组成，可以用特定的手术方法处理，并可以将这些因素集中进行组合，以达到理想的手术效果。

（一）乳头乳晕带蒂移位

现在的乳房缩小术除特殊情况外已基本不采用乳头乳晕游离移植的方法。乳头乳晕的移位都必须形成某种类型的蒂，以维持乳头乳晕的血供。这些蒂由腺体或真皮－腺体组织构成，蒂中必须有足够的血管及其交通支，以保证乳头乳晕的安全转移。已经成功报道的蒂包括下方蒂、上方蒂、外侧蒂、内侧蒂、中央蒂、垂直双蒂、水平双蒂，每种蒂各有其优缺点。蒂的选择可依据手术计划而定。

（二）多余腺体的处理

乳房肥大者都存在腺体的增生下垂，多余腺体的切除应该在不影响蒂部血供、保障乳头乳晕复合体成活的基础上围绕蒂部进行，同时为乳房腺体的塑形打下基础。

（三）多余皮肤的处理

多余而且下垂的皮肤必须通过某种方式切除，应尽量缩小手术后的瘢痕，并将瘢痕隐藏在理想位置。多余的皮肤切除塑形后，应承担较小的张力或不承担张力。

（四）乳房塑形

一个成功的乳房缩小手术不但要缩小乳房的体积，更重要的是达到美观的外形。乳房的外形依赖于切除后的腺体或皮肤进行塑形，切除的东西并不重要，重要的是保留的东西。目前已经报道的塑形方法包括单纯的依靠皮肤塑形和依靠腺体缝合来塑形，或两者兼而有之。现代乳房整形原则认为，乳房的塑形应通过腺体塑形来完成。

二、乳房缩小整形术的注意事项

各种类型的乳房缩小整形术包括乳腺部分切除、存留的乳腺组织移位塑形、乳头乳晕上提移位移植以及多余的乳房皮肤切除塑形，整个手术过程要保证移植组织的血供。

1. 获取患者既往所有的乳房手术记录，并在术前回顾相关报道。如果既往的隆乳术中应用了乳房下皱襞切口，就不能应用下方蒂。再次行乳房缩小整形术时，不要切断先前的蒂部，除非之前的手术使用的是双蒂，才能切断其中的一个蒂。

2. 尽可能获得患者所有术前的乳房 X 线片，35 岁以上的患者至少要有乳房 X 线片，这样可以避免"认为手术切口转变成癌症"的事故发生。

3. 获取患者所有的术前照片，可得到乳房大小、形态、位置及乳头乳晕异常的相应资料。

4. 术前常规标记皮肤切口，其关键是：①缩小后乳头乳晕的定位；②乳房皮肤切除的范围及尽量减少瘢痕的切口设计；③乳腺切除量和移位移植塑形的设计。标记时，患者取坐位或站立位。想要切除合适的组织量，需要多年的实践经验。

5. 术前记录以下数据：①胸骨上切迹和（或）锁骨中点到乳头的距离；②乳头到胸骨正中线的水平距离；③乳头到乳房下皱襞中点的距离；④乳房下皱襞到下垂乳房最低点的距离；⑤乳房下皱襞到预计乳晕最高点的距离。

6. 手术的目的以去除合适的组织量，缓解乳房增大的症状为主，不必切除过多。因为多数患者不愿意在乳房缩小整形术后使乳房的大小由 D 罩杯或更大的罩杯直接降到 A 罩杯。

7. 乳头乳晕的重新定位是乳房缩小整形术的关键之一。乳房缩小后乳头乳晕位置的确定。以下列几点作为参考：①乳房下皱襞中点在乳房体表投影的位置或低 1cm；②重建后的乳头到胸骨切迹中点的距离相当于身高的 11.5% ~ 12%；③通过上臂中点的水平线在锁乳线上的交点下方 2cm 为新乳晕的上缘，应注意这不是新乳头的位置，很多人容易混淆。乳房缩小整形术中，提升乳头乳晕的距离超过 7cm 时，手术医生应注意移植乳头乳晕的蒂的宽度、厚度，防止血供障碍；如果提升乳头乳晕的距离超过 10cm 时，手术医生应考虑采用乳头乳晕双蒂提升或借助于与其相连的乳腺组织块提供血供，以防止移植定位的乳头乳晕血供障碍或坏死。

8. 如果需要将乳头向外侧旋转，应根据新乳头与胸骨正中线的水平距离（10 ~ 12cm）来确定，而不是通过新乳头到锁骨中点或胸骨上切迹的距离来确定。

9. 关于蒂部要注意以下问题：①切勿过多削薄蒂部；②蒂部较长时，一定要保证其宽度大于 6cm；③蒂长超过 12cm 时，其上部将不会存活；④时刻注意蒂部是否存在扭转；⑤在完全关闭切口后应检查乳头乳晕复合体，以确定是否存在早期充血或发绀。

10. 乳房皮瓣应尽量少剥离或不剥离，以保证转移皮瓣蒂的宽度和厚度。

11. 注意乳头乳晕的成活情况。切除量大于 1kg 或从乳房下皱襞到钥匙孔样图案模型的上缘超 35cm 时，尤其要密切注意乳头乳晕复合体的成活情况。术中应将乳头乳晕复合体置于平坦的去表皮化的真皮受区，而不是放在皮下脂肪上。术后第 1 天应检查术区，以确定有无血肿及发绀。乳头乳晕复合体再充盈时间应小于 6 秒。如果大于 6 秒，需考虑将乳头乳晕移植别处，以免发生乳头乳晕坏死。

12. 至少保证术前两周到术后两周期间禁止吸烟，以免发生术后坏死。整形外科医生需吸取其他外科医生的经验教训，以免犯同样的错误。对上述原则应铭记于心，这样有助于减少并发症的发生。

三、乳房缩小整形术的适应证

乳房肥大患者要求行乳房缩小整形术的原因包括生理和心理两个方面。生理方面，主要有下垂过重的乳房会导致肩背痛、头痛、尺神经感觉异常，内衣压迫导致乳头凹陷，甚至会发生乳房自发性疼痛；乳房下皱襞皮肤因慢性刺激被浸润（擦烂），并导致反复的真菌感染和乳腺炎；脊柱偏曲（脊柱侧凸或后凸），生理活动会受到限制。从心理学角度来看，过大的乳房会使青少年甚至成年女性感到窘迫和难堪，在选择衣服时也会受限制，同时由于运动受限而导致肥胖，单侧乳房肥大造成的双侧不对称对患者的心理影响更为明显，这些都将导致患者自信心的丧失和抑郁症的发生，乳房缩小整形术最好在发育完成后进行。但对于青少年特发性乳房肥大，早期手术切除仍是目前唯一的治疗方法。在发育未成熟前施行手术，术后患者正常的心理发育所带来的益处将远远超过手术本身造成的心理创伤。对于 60 ~ 70 岁的老年人来说，手术不但可以从根本上解决其终身的遗憾，而且有益于她们已经脱钙的骨骼系统。最近几年，有关乳房缩小整形术为患者带来益处的报道屡见不鲜，包括患者的满意度以及躯体症状的改善，如颈、肩、背部疼痛的缓解。对于肥胖患者，虽然减肥可使乳房的体积有相应程度的缩小，但难以达到较为理想的效果，乳房缩小整形术仍能使其获得益处。因此，对于一侧或双侧乳房肥大、过重并有乳房明显下垂的患者，无论处于哪个年龄段，如果身体状况良好，手术动机正确，没有明显的手术禁忌证，均可行乳房缩小整形术。

四、乳房缩小整形术的禁忌证

1. 患有心、肝、肾疾病和全身系统性疾病未能控制者，如高血压、糖尿病、急慢性肾功能不全、心功能不全等。

2. 凝血功能障碍，或有血栓病史者。

3. 乳房或其附近有皮肤感染病灶存在者。

4. 乳房有性质不明的肿块者。

5. 妊娠或哺乳期女性。

6. 过度肥胖者。

7. 有精神疾患或手术需求犹豫不决者。

乳房疼痛、硬结、周期性疼痛以及乳腺癌家族史不是手术禁忌证。糖尿病和原发性高血压者术前应控制好病情。超重患者建议考虑术前进行减肥，直至术后可以维持的体重，因为术后过度减肥容易导致乳房下垂。同时，减肥可使并发症的发生率降低，如伤口裂开、感染、深静脉血栓等。术前需告之吸烟患者，术后发生皮瓣坏死的可能性较大，要求其至少在术前30d开始戒烟，不戒烟者不予手术。建议患者在术前两周停用影响伤口愈合和血液凝固的药物，如阿司匹林和其他前列腺素抑制剂。患者的选择是获得医生、患者均满意的手术效果的最重要的条件之一，因此，在术前一定要进行详细的病史询问，以排除手术禁忌证。选择具有充分手术适应证的患者，避免术后发生各种并发症，以求得到更好的手术效果。

第二节　乳房缩小整形术的手术方法

　　乳房缩小整形术是乳房体积缩小和其形体的美学再造过程，其目的是：①缩小乳房体积；②重建一个两侧对称的具有水滴形突度和波动感的乳房形体；③尽可能减少皮肤外表的瘢痕；④乳头乳晕大小适当，突度和位置良好，两侧对称，能够保持乳头乳晕的正常感觉也是术者和患者都期望得到的结果；⑤手术过程中，乳腺组织在胸壁的重新定位固定也是很重要的技巧，能纠正乳房下垂并长期保持乳房的锥体形态。乳房缩小整形术是乳房整形手术中技术较为复杂和对美学重建要求较高的手术，必须引起手术医生的高度重视。乳房缩小整形术涉及下列几个要素：①乳头乳晕的提升和再定位；②乳腺组织切除量的设计；③乳腺组织的锥体再造和良好的胸壁固定；④乳房过多皮肤的切除，尽量减少手术后瘢痕和使瘢痕处于隐蔽区；⑤两侧乳房锥体的位置以及乳头乳晕的对称；⑥组织切除、移植时，应保证移植组织的良好血供。世界众多学者为此做出了努力，目前大家公认的比利时的Lejour直线瘢痕乳房缩小术是较为广泛应用的手术方法，而Mckissock法和多种改良Mckissock法是最容易掌握的手术方法之一。对于刚开始进行乳房缩小整形术的医生来说，采用后一种术式较容易掌握乳腺组织切除量、皮肤切除量以及乳房锥体再造等。另外，Marchac的手术方法在术前预计乳腺切除量方面对术者也是有帮助的。

一、手术方式的分类与选择

　　文献报道的乳房缩小手术方法很多，根据手术方法创造者的命名可以分为 Mckissock 法、Pitanguy 法、Strombeck 法、Lejour 法等；按乳头乳晕的移位方式分类有乳头乳晕游离移植和带蒂移植两大类，后者根据真皮腺体蒂的不同又可分为水平双蒂、垂直双蒂、上方蒂、下方蒂、外侧蒂、内侧蒂、中央蒂等方法；按切口形态分类有双环形、垂直直线瘢痕、倒 T 形、Y 形、L 形、乳房下皱襞弧等方法。由于乳房缩小的方法众多，初学者容易混沌，对手术方式的合理选择颇感困惑。笔者将常用的手术方法介绍如下，以期对临床工作有更强的指导性：①抽吸法乳房缩小术；②乳晕双环形切口乳房缩小术；③垂直切口乳房缩小术；④倒 T 形切口乳房缩小术。轻、中度乳房增生，以及乳房形态良好、下垂不明显者宜选用抽吸法乳房缩小术；伴有下垂的轻、重度乳房增生或单纯乳房悬吊者，可选用双环形切口乳房缩小术；对中、重度的巨乳，可选用减少瘢痕的垂直切口乳房缩小术；对重度巨乳，则以倒 T 形手术为首选，可以选用 Pitanguy 上方蒂、垂直双蒂或下方蒂等方法。对于年轻未婚女性，乳房缩小手术应慎重进行。由于该类患者对手术瘢痕反应非常敏感，术前应对术后瘢痕有明确的交代，尽量选用切口隐蔽、瘢痕较小的手术方式，如单纯脂肪抽吸术。可做可不做者应推迟到结婚哺乳后进行。

二、抽吸法乳房缩小术

肿胀浸润、吸管抽吸等一些吸脂技术的重要进展，使得整形外科医生能安全、有效地解决局限性肥胖的问题。Lejour 是第一个将该技术系统应用于乳房整形的外科医生。20 世纪 80 年代期间，脂肪抽吸术在治疗男性乳房过度发育（脂肪型男性乳房发育）中取得满意的效果，但是多年来并没有用于女性乳房的缩小和塑形，甚至受到很多严格的限制，原因是许多学者受传统观念的影响对乳房缩小术有着错误的认识。一是认为所有女性都希望紧实和更加年轻的乳房。历史上，乳房缩小术的手术切口同时也用于乳房上提，达到双重的效果。然而，这种效果是以额外的瘢痕、更长的恢复时间和更高的并发症发生率为代价的。对于那些没有乳房下垂、只需减少乳房体积的患者，我们提供一种可供选择的方法是符合逻辑的。二是认为脂肪抽吸去除后，会导致乳房更加下垂。事实上，乳房肥大者出现的乳房下垂是由于乳房的重量下拉皮肤所致。一旦通过脂肪抽吸术减轻了乳房的重量，皮肤会自然回缩，不会出现较术前更为严重的下垂。多数情况下，皮肤回缩较为彻底，术后下垂会得到显著矫正。单纯应用脂肪抽吸术缩小乳房有着明显的优点：①手术瘢痕小且隐蔽，并远离乳房；②容易达到两侧对称；③最大限度地保留了乳房结构，对哺乳、感觉等功能影响较小。吸脂术不但是调整乳房外形和对称性的有效方法，还能很好地处理腋皱襞前后的脂肪垫，对于一些轻微的不对称和"猫耳"的处理同样有效。在某些情况下，先吸脂后进行乳房缩小可以减少瘢痕形成。抽吸术可以单独使用，也可以和倒 T 形手术、垂直切口缩小术、乳晕周围双环形缩小术等其他手术方法联合使用。Lejour 等使用钝头吸管，认为抽吸术只能吸出脂肪组织，吸出物中几乎不含腺体组织；而有人使用锐性吸管后，发现可以吸出腺体组织。随着医疗设备的发展，超声吸脂开始应用于乳房缩小术，并发现其较传统吸脂术能更多地吸出腺体组织。虽然有人认为抽吸术可以同时抽出腺体组织，但我们的经验表明，吸出物主要为脂肪组织，腺体组织即使能够吸出也仅占很少的比例。切口的部位可以选择在乳房下皱襞、腋窝或乳晕内。巨乳症患者腺体内脂肪抽吸后会不会导致钙化点的形成，以致引起乳腺癌的误诊是另外一个引起关注的问题。Gray 对巨乳症患者抽吸前后进行了钼靶摄片，认为抽吸后不会导致乳房内钙化点的形成。随着乳腺癌发病率的提高和发病年龄的提前，临床上不难见到 20 多岁未婚女性患乳腺癌者。为了避免引起肿瘤的弥散，术前应进行肿瘤学方面的检查，及时发现乳房内肿块、早期治疗。传统观念认为，抽吸法缩乳手术只能去除乳房皮下脂肪组织，不能改变乳房原有的下垂形态，乳头乳晕的位置也不能改变。现在认为，抽吸法缩乳手术可以有效地去除乳房腺体内和皮下的脂肪组织，达到缩小乳房、改善形态、解除症状的目的，术后乳房皮肤可以借助自身的收缩性回缩，乳头的位置得以上移，乳晕的直径得以缩小，对部分质地松软的乳房还能起到改善质地的效果。单纯抽吸缩乳手术适合于乳房形态良好或轻度下垂，乳房位置改变不大，乳房轻、中度增大者，尤其适用于伴有全身肥胖、对手术瘢痕高度敏感的未婚女性。

（一）病例选择

抽吸法乳房缩小术的适应证是那些抱怨因乳房太重而出现背部、颈部疼痛等症状和买衣服有困难的患者，而那些以乳房下垂为主要表现者不是该术式的适应证。另外，术前还应考虑进行乳房组成成分的评估，对于乳房脂肪组织较多的患者，身体其他部位有脂肪堆积、体重指数正常和升高的患者，应用抽吸法乳房缩小术效果较好；而乳房较大但身材偏瘦的患者主要是腺体的肥大，使用这种方法往往会失败。一般来说，年龄较大和有生育史者的乳房有较高的脂肪含量，采用该技术效果较好。术前做血常规检查，排除出凝血障碍性疾病；检查乳房的形态与质地，排除乳房肿块及腋下淋巴结肿大等情况。乳房钼靶软组织X线检查有助于了解脂肪组织的含量及排除乳房肿块。

（二）手术操作

单纯抽吸法乳房缩小术与其他脂肪抽吸术的操作方法相同，手术可以在局麻、静脉强化麻醉或全麻下进行。单用肿胀液控制疼痛效果往往不好，尤其是同时要进行侧胸部的缩小手术时。术前患者取站立位，首先在双侧锁骨下方约一掌宽的地方画一条线连接两侧腋下。两侧锁骨中线与该线之间的K域内乳腺组织较少，且有一定数量的穿支血管存在，当患者躺下时，术者容易误吸这些地方，导致较高的血肿发生率。然后标S乳房下皱襞线，在腋前线与乳房下皱襞交点上方2cm处标记抽吸针插入点。最后标记侧胸部需要抽吸的脂肪区域，直接在乳房上标记出不对称的部分。

患者取平卧位，常规消毒铺巾后，在插管部位注射含有肾上腺素的肿胀局麻药，向乳房内注射肿胀液，单侧乳房约1000～1500ml，直至乳房膨胀变硬。肿胀液的配制：每500ml生理盐水加2%利多卡因13ml、肾上腺素0.3ml。在注射完毕5～10min，药物完全起效后开始抽吸肿胀液。用直径2mm的细管进行抽吸，抽吸范围包括整个乳房内的脂肪和皮下脂肪组织；乳头乳晕处脂肪组织含量少，应避免抽吸。如果存在乳房不对称，应该先进行较大一侧的抽吸，因为先吸较小的一侧很难达到两侧乳房的体积相等。多数患者喜欢体积稍小而对称的乳房，不喜欢体积极小而不对称的乳房。如果仅行单侧乳房抽吸术，手术结束时手术侧的乳房应该比未手术侧稍大一些，因为肿胀液的存在会影响手术台上双侧对称性的准确观察。如果需要进行侧胸壁的吸脂，应该首先进行，因为邻近肋骨的这些区域对疼痛非常敏感，若最后进行侧胸壁手术，在手术结束前需要添加额外的麻醉药物，术后需要更长的手术恢复时间。当没有更多的脂肪被吸出，或者出血量显著增加时，手术就可以完成了。抽吸完成后用挤葡萄的手法挤捏整个乳房皮下，挤碎残余的脂肪球，自远而近地向切口处挤出积液，放置引流条，缝合切口一针。吸脂容器可以清晰地标记出吸出的组织量，便于确定两侧的抽吸量是否一致，或者估测较大一侧的脂肪吸出量是否足够。所有吸出的组织应静置30min后计算容量，送病理检验。

（三）术后处理

术后用胸带加压包扎。对于巨乳缩小和脂肪抽吸量较多的患者，必要时应进行局部引流，以减少血肿、血清肿等并发症的发生率。术后当天渗出较多，第二天渗出明显减少，可更换敷料，重新加压包扎。术后鼓励患者取半坐位，以借助重力的作用使切口自然引流。1周后改用弹力乳罩，持续1～3个月。一般情况下，术后1～3周后乳房表面的瘀血斑块会消失，部分患者的乳房中可以触及细小的"肿块"，这主要是腺体组织受到损伤所致，多数会在3～6个月内完全消失。术后进行乳房按摩可加速局部愈合过程。术后应佩戴有支撑力的乳罩，保证乳头的位置向前方或上方，以减轻皮肤的张力，最大限度地恢复皮肤弹性，尽可能地矫正乳房下垂。多数患者术后 3 ~ 5d 即可进行办公室工作。以乳房腺体组织成分为主的乳房肥大者不是抽吸法乳房缩小术的最佳选择对象，若采取这类术式，需术后 3 ~ 6 个月乳房肿胀完全消退后才能看到最后的效果。以脂肪组织成分为主的乳房肥大者，术后可以立刻见到乳房缩小的效果，但乳房皮肤的回缩需要一段时间。显而易见，抽吸法乳房缩小术只能使乳房的体积缩小，不能矫正乳头乳晕的位置、形态和乳房下垂，因此它的应用和适应证是比较局限的。

（四）并发症

1. 血肿和血清肿

抽吸法乳房缩小术并发症的发生率较低，最常见的是血肿、血清肿，发生率为 2% ~ 4%，需要多次穿刺抽吸、加压包扎方能痊愈。术后放置引流条、加压包扎是预防血清肿的关键。多数血肿的发生源于上胸部穿支血管的损伤，如果有较多的血液滞留在乳腺组织而不能轻易排出，患者应被送回手术室，用吸脂管将积血吸出，然后再用纱布卷放置在出血区加压包扎。较严重的瘀血可能会扩散至颈部和上臂，持续 1 ~ 3 个月。但血肿一般不会遗留任何后遗症。一般情况下，出血多发生在手术室或恢复室。出院后出血常发生于那些术后立即开车回家的患者。因此，应该要求患者术后留院观察 24h。

2. 皮肤和乳头坏死

发生率低于 0.25%，一般发生于较严重的吸烟者，或者手术当晚没有更换敷料者。这种局限性坏死的确切病因不明确，术前应停止吸烟或者减少吸烟量，手术当晚更换敷料，做到早期发现，及时处理。

3. 感染

术中应严格进行无菌操作，避免伤口感染。由于抽吸管在乳房内反复抽吸，如果发生感染，将会造成炎症沿抽吸隧道弥散，形成严重的蜂窝组织炎，导致灾难性后果。临床上有腹部脂肪抽吸后发生严重感染的病例，应引以为戒。常规使用抗生素可大大降低术后感染的发生率。

4. 外观畸形少见

标准的脂肪抽吸术不会增加癌变的风险，也不会影响乳房 X 线检查。术后乳房 X 线摄片可能会显示一些良性的钙化灶和轻微的瘢痕，两者均易同恶性病变区分开来。但是，长时间的超声能量对乳房组织是否存在不良影响尚不明确，有人质疑术后癌变的发生可能与这种乳房缩小方法有关，所以超声吸脂乳房缩小术并没有得到广泛的认同。

第三节　乳房缩小整形术对患者的影响

一、乳房缩小整形术对患者的影响

乳房不仅是哺乳器官，还是女性的性器官之一。乳房性功能的维持有赖于其良好的感觉及美观的外形。巨乳症患者由于乳房体积增大伴下垂，不仅使其失去公认的美学形态，而且由于神经纤维受牵拉导致其敏感性明显下降。临床上，除引起明显的躯体症状外，还对患者的心理造成明显影响。早在 20 多年前 Coin 等就指出，巨乳除影响患者对着装的选择、体形外，对两性关系也有明显影响。Blomqvist 等基于一项 49 例巨乳缩小患者术前术后各项生理和心理指标的统计学分析也显示，巨乳缩小术可明显改善患者的工作能力和性生活质量。最近 Shakespeare 和 Postle 对 60 例巨乳症患者于术后两年进行随访研究发现，巨乳缩小后不仅使其躯体症状得到缓解，身体活动较前增加，健康状况得到改善，而且增进了与配偶之间的关系，改善了性生活质量。但所有这些均有赖于成功的手术效果、良好的外形、乳房感觉，特别是乳头乳晕复合体的感觉存在，或恢复正常或超过术前。

二、乳房缩小整形术对乳房感觉的影响

目前关于乳房缩小整形术后乳头乳晕及乳房皮肤感觉改变的研究为数不多，并且缺乏综合各种术式的大样本的长期对照研究。Greuse 用 Lejour 法（上真皮腺体蒂法）对 50 例乳房肥大患者行乳房缩小术，并对其中 40 例患者于术后 3 个月、6 个月和 1 年随访。结果发现：术后 3 个月，乳头乳晕和乳房皮肤的触压觉、震动觉和温度感觉敏感性显著降低。术后 6 个月，上述感觉改善，但乳头乳晕各种感觉、乳房下象限皮肤的触压觉和温度感觉，以及乳房上象限皮肤的温度感觉敏感性仍显著低于术前；与此相反，乳房上象限皮肤的触压觉敏感性显著高于术前。术后 1 年，无一例发生乳头乳晕或乳房皮肤感觉丧失。乳房各部位的触压觉敏感性与术前相比无显著差异，而在切除组织量大于 500g 的患者中，乳房上象限皮肤的触压觉敏感性较术前显著改善。在切除组织量小于 500g 的患者中，乳房各部位的温度感觉和震动觉敏感性与术前相比无显著差异；在切除组织量大于 500g 的患者中，乳头乳晕的温度感觉、乳头乳晕和乳房下象限的皮肤震动觉敏感性显著低于术前。Temple 对 52 例患者行下蒂法乳房缩小术，术后随访 45 例患者，发现术后两周乳房各部位的触压觉敏感性显著高于术前，术后 6 周乳房各部位的触压觉敏感性显著高于术后两周，但达不到正常乳房的敏感水平。Wechselberger 对 15 例患者行下蒂法乳房缩小术，发现切除组织量对术后乳房感觉无影响。术后 6 个月除乳房下象限皮肤的触压觉敏感性略降低外，乳头乳晕及乳房其他象限皮肤的触压觉敏感性也提高。乳房下象限皮肤的触压觉敏感性降低是因为术中用乳房下内侧、下外侧的皮肤重建乳房下象限。切除组织量小于 400g 的一组中，65% 的患者术后保留了温度感觉；切除组织量大于 400g 的一组中，85% 的患者术后保留了温度感觉。Slezak 对 13 例患者行乳头游离移植法和 Mckissock 垂直双蒂法乳房缩小术，术后 6 ~ 12 个月随访发现，

乳房的触压觉和震动觉敏感性与术前相比无改变或有所提高，但仍显著低于正常女性乳房，而行乳头游离移植法的患者术后早期乳头乳晕就有感觉，敏感性随着时间的延长逐渐提高。两种术式术后乳房的触压觉和震动觉敏感性无显著差异，都以乳晕周围皮肤最敏感。术前乳房感觉敏感性低的患者术后显著提高，术前乳房感觉敏感性高的患者术后有所下降。Gonzalez 对 43 例患者行中央腺体蒂法和保留乳房下外侧的下蒂法乳房缩小术，术后 17 周随访发现，乳房感觉敏感性与术前相比无显著差异，两种术式术后的乳房感觉敏感性也无显著差异。切除组织量超过 550g 的患者术后乳晕感觉敏感性显著低于切除组织量少于 550g 的患者，两组患者术后乳头感觉敏感性无显著差异。

三、影响乳房缩小整形术后皮肤感觉的因素

（一）术式选择

Sarhadi 发现的第 4 肋间神经外侧皮支深支的存在及其走行，Wuringer 发现的乳房提升韧带系统中水平纤维隔中包含血管和第 4 肋间神经外侧皮支的深支，并且该系统中的纤维组织易于塑形，这些都为下蒂法乳房缩小术提供了理论基础。下蒂法乳房缩小术可将第 4 肋间神经外侧皮支的深支保留于下真皮腺体蒂中。术中应适当于外侧加大蒂的宽度，减少乳房下外侧到腋区的剥离，以保证腺体与胸肌筋膜紧密连在一起，从而有助于术后保留乳头乳晕的感觉，但需切除的组织量较大时，术中操作很难达到上述要求。Jaspas 在解剖研究中发现，虽然第 4 肋间神经的前皮支和外侧皮支在乳头乳晕的神经支配中无显著差异，但前皮支的作用更大一些。因此他建议术中将乳头乳晕移于上内侧蒂中，切除乳房下外侧的组织。Sarhadi 解剖发现，第 2 ～ 5 肋间神经的前皮支发出分支支配乳头，有助于理解上内侧蒂法乳房缩小术后高比例患者仍能保留乳头乳晕的感觉。他还发现，神经越接近乳晕越表浅，由于乳晕无皮下脂肪，神经位于皮下层。因此术中对蒂去表皮时应特别谨

慎，以免损伤到达乳头乳晕的神经。许多医生批评采用上蒂法乳房缩小术，是因为术中将乳头乳晕保留于上真皮腺体蒂中而切除乳房下象限组织，术后由乳房上象限内侧和外侧保留的第4肋间神经的前皮支和外侧皮支支配乳头乳晕。而对于体积较大的乳房，必须将乳头乳晕缩小、折叠，这将增加损伤乳头乳晕的神经支配的危险。Ahamed通过对17例老年巨乳症患者行乳头游离移植法乳房缩小术、对21例年轻的乳房肥大症患者行下蒂法乳房缩小术，手术1年后随访发现：两组患者的乳晕触压觉敏感性无显著差异，行下蒂法的患者乳头触压觉敏感性显著高于行乳头游离移植法的患者。术后两组患者大部分保留了未受损的乳头勃起功能。因此，对于伴乳房下垂的巨乳症患者和老年乳房肥大症患者来说，乳头游离移植法乳房缩小术是下蒂法乳房缩小术的一种安全的替代术式，因为术中将乳头乳晕移植于有锁骨上神经和上位肋间神经良好支配的真皮床上。Hamdi对20例行下蒂法和18例行上蒂法乳房缩小整形术的患者进行手术前后乳房触压觉的对比研究。术前两组患者乳房各部位的触压觉无显著差异；术后3个月，两组患者乳房各部位的感觉敏感性都下降；术后6个月，无一例患者乳房感觉缺失。但两组患者相比较，术后3个月，行上蒂法手术的患者乳房上外侧象限的触压觉敏感性显著高于行下蒂法手术的患者，行下蒂法手术的患者乳晕上象限触压觉敏感性显著低于行上蒂法手术的患者；术后3个月和6个月，行上蒂法手术的患者乳晕下象限触压觉敏感性显著低于行下蒂法手术的患者。

1. 术中组织切除量

Greuse认为，切除的腺体组织量是影响术后乳房感觉恢复的重要因素。巨乳症患者需切除的腺体组织量增多，切断神经、损伤术后乳头乳晕的感觉的危险性增加。Gonzalez认为，加大切除的组织量将增加损伤第4肋间神经的危险。Wechselberg则认为，术中切除的组织量对术后乳头乳晕和乳房皮肤的触压觉无影响。Temple也认为，术中切除的组织量及蒂的长度与术后乳房感觉改变无关。

2. 术后恢复时间

Greuse 研究发现，术后 6 ~ 12 个月乳房感觉仍逐渐提高，所以他认为术后乳房感觉的恢复至少需要 1 年的时间。在 Contiss 的研究中，术后 6 个月所有受术乳房感觉丧失，术后两年 65% 的受术乳房感觉才恢复。Hamdi 认为，术后至少需 6 个月的时间，乳房感觉才能最终恢复。因此，术后时间不同，患者的乳房感觉恢复也不同。

第四节　乳房缩小整形术的并发症和处理

尽管乳房缩小整形术有较高的满意率，但仍有许多不应出现的问题。乳房的性学意义这一特性决定了这一手术结果的不同满意度。有些问题可能较为轻微，如线结反应；但有些并发症可能较为严重，甚至难以原谅，如乳头乳晕坏死。本节将对这些并发症发生的原因及预防进行描述。

一、术后即时并发症

1. 乳头乳晕血运障碍

如果术中检查乳头乳晕的血供是正常的，而术后逐渐出现乳头乳晕肿胀、瘀血和变蓝，则表明有发生乳头乳晕坏死的可能。主要是静脉回流欠佳所致，应去除几针缝线减张。如果仍不能改变乳头的颜色，应返回手术室，去除可能存在的蒂部扭转或乳头乳晕下方的血肿。如效果不明显，仍有静脉瘀血，可应用水蛭进行治疗。国外有较多成功的例子。但因水蛭携带有吸水气单胞菌，有可能引起感染，可预防性地应用四环素或其他敏感抗生素。该细菌对青霉素和氨苄西林耐药。

2. 感染

乳房缩小整形术后发生感染的机会较少，但并不是没有。如果患者出现发热和切口出现红肿，应静脉内应用抗生素。一般不主张预防性应用抗生素。多数情况下，致病微生物为金黄色葡萄球菌。但 Ransjo 在 25 例乳房随访中采集的标本做细菌培养显示，主要是表皮葡萄球菌和厌氧性痤疮丙酸杆菌。它们大多是乳腺导管内的正常菌群。Roud 和 Bostwick 曾报道一例术后 4d 出现坏疽性脓皮病的患者，尽管术后早期曾应用头孢菌素，但仍出现发热，细菌培养阴性，组织切片显示为非特异性感染，最后经局部清创、静脉内应用球蛋白和泼尼松而痊愈。

3. 血肿、血清肿

任何手术都有发生血清肿的可能，乳房缩小术后虽较少见，但一旦发生则较为明显。大多发生于剥离范围较广的术式。

Perpere 等曾报道一例 38 岁女性术后两小时出现严重出血，没有发现任何特殊原因，最终诊断为肾上腺素反跳。Strombeck 回顾了 671 例患者，报道血肿的发生率为 2.7%；Mckissock 报道 360 例患者，血肿的发生率为 2.21%，平均切除腺体量为 724g。

血肿大多在术后 24h 内出现，而血清肿可能延迟到术后 9d 才出现。其可能的原因包括自主和不自主的活动增加、服用阿司匹林和其他不可知的凝血异常。

一旦出现血肿、血清肿，在它未造成压力增加引起皮肤坏死、体液过多丢失以及可能影响乳头乳晕成活之前，应尽快予以引流、止血。

如果出现血肿，即使排除也会增加感染的可能性，因此应加用或延长抗生素的应用时间。

二、术后早期并发症和处理

（一）切口愈合不良

在倒 T 形切口手术中，如果缝线拆除太早（12 ~ 14d 以前），其倒 T 形切口的交界处较易发生切口裂开。因此缝线不宜过早拆除，必要时拆除缝线后可应用减张胶布和创口胶保持创口接合。

如手术中创口缝合太紧，患者有时可能会有创口突然崩开的感觉。如创口已分开，应立即缝合，否则可能会产生明显瘢痕。

（二）隐性乳腺癌

如果在术前检查中并没有发现有乳腺癌，患者也没有乳腺癌家族史，而于术中或术后病理检查中发现有一恶性肿瘤，这对患者来讲应该是幸运的。此时应找乳腺外科医生、肿瘤专家、病理学家等会诊，大多数患者应行乳房切除术后再行乳房重建。

如果在手术中发现乳腺组织内有肿瘤存在，在不能完全确定属良性肿瘤的情况下，应行快速冷冻切片检查，如为恶性，应立即结束乳房缩小术而改行乳房切除术。有时遇此情况术前并未通知患者，这将是医生比较难以决断的事情。因此术前仔细检查是非常必要的。假如遇到上述情况，在患者麻醉的情况下，应通知患者家属，并与普外科医生会诊决定手术方案。因为在大多数医院，乳腺癌并不是整形外科医生的治疗范围。

（三）Monder 病

Monder 病是一种良性、自限性的胸前静脉的血栓性静脉炎，可于术后 3 ~ 7 周发生。一般表现为可以看到的、垂直的、可触及的皮下索条，位于乳房下区，当患者双上肢上举使皮肤紧张时表现得更为明显，有时伴有压痛。随时间延长，静脉内血栓胶原化后症状即消失，不需进行任何治疗。但有时因疼痛或美容问题而需去除栓塞的静脉。

（四）全身性并发症

乳房缩小整形术与其他外科手术一样，术后可能会出现一些内科和外科问题，如肺不张和肺炎、尿路感染、心肌梗死或缺血、深静脉炎和肺梗死等。这要求整形外科医生具有多学科的基本知识和扎实的临床基本技能，才能做到早期预防和及时治疗。

三、术后晚期并发症及其预防

（一）严重的切口瘢痕

虽然切口瘢痕不可避免，但有些患者瘢痕较为严重。瘢痕的轻重程度受很多因素的影响，这在大多数整形外科书籍中已有说明，在此不再赘述。乳房缩小整形术后瘢痕较易增生的部位大多位于乳房下皱襞的两端和乳晕周围。年轻患者如出现乳晕部分坏死，乳晕周围瘢痕将更为明显，且易于出现增生、变厚。

在倒 T 形切口的中间交界处，有时切口愈合不良而出现二期愈合，但通常不会出现增生，也易被乳房所遮盖。

出现增生性瘢痕可行去炎松药物注射治疗，伴有痒、痛的增生性瘢痕是去炎松注射的最好适应证，也通常能得到很好的缓解。瘢痕再修整不适用于没有感染而一期愈合的年轻患者。Mddssock 曾报道 65 例患者出现一定程度的瘢痕增生，外科修整无一例成功。一般主张在 9 个月前不做瘢痕修整；即使需要修整，也应在局麻下做小范围的修整而不做范围较广的手术。如果因其他问题需要再次手术，可同时修整再次手术范围内的瘢痕。

（二）乳房形态不佳或不对称评价

乳房的形态需要等待足够的时间，通常为 18 个月甚至更长。如需手术修整，通常需去除部分组织。通常在局麻下手术，可通过吸脂术，也可行手术切除。一般情况下，如果属形态问题，大多可通过吸脂手术处理。

（三）脂肪坏死

如果所保留的乳腺组织有部分超出蒂部血管所供应的范围，则这部分就有可能发生液化坏死；也可发生于过度剥离而不平整的皮下脂肪，如不处理可形成无菌脓肿，甚至形成硬块。到此阶段，尽管原病理检查正常，但持续几个月的硬块都应进行组织学检查以明确诊断。应时刻牢记，任何时候、任何情况下乳房都有发生乳腺癌的可能。

Strombeck 曾报道在肥胖患者中切除乳腺组织在 1000g 以上时，有 10% 的患者发生脂肪坏死。如伴有切口愈合不良，可自切口处进行引流，否则很难自行吸收。如果蒂部出现液化坏死伴有切口愈合不良，需清创以缩短患者恢复时间，待二期再行乳房不规则的修整。

（四）乳头乳晕坏死和切口不愈合判断

乳头乳晕完全坏死多在术后 10d。此时保守治疗有时已难以得到改善，需清创处理。如果同时伴有蒂部坏死，往往需几个月方可恢复。过早清创有时难以保证正常组织不被破坏，大多依靠自行坏死脱落。局部可应用湿性敷料湿敷。通常患者应用自来水淋浴可帮助清洁创口而促进基底肉芽组织的生长。坏死组织脱落干净后可先行创面拉拢缝合，或待肉芽组织生长填满创腔后再行创面植皮。

如乳头乳晕均已完全坏死阙如，则需重建。各种乳房再造手术中关于乳头乳晕再造的手术方法均适用于此。如已行局部植皮，可在此基础上利用各种方法行乳头重建。否则需先切除局部瘢痕，后再行植皮，供区可选自股上内侧，然后再行乳头重建。文身将有助于更好地协调局部的颜色与对侧相近。

（五）乳头内陷

乳房缩小手术本身就可能造成乳头内陷，如果患者术前就存在乳头内陷，术后更不可避免。通过手术本身纠正原已存在的乳头内陷的手术方法还没有报道，有些手术方法本身就有造成乳头内陷的可能性。

　　如 Mckissock 的垂直双蒂技术，由于上部蒂较宽，随乳房下垂蒂的牵拉作用而造成乳晕回缩。可于上外侧围绕乳晕做切口以减轻这一牵拉作用而纠正。

　　除此之外，一旦乳头内陷已成定势，则需用其他技术纠正乳头内陷。这将在有关章节中予以详细描述。

　　（六）乳头乳晕突出

　　有时乳房缩小术后乳头乳晕过大而突出，有时术中即已出现。可于乳头乳晕下方去除过度的脂肪或腺体予以纠正，但最好不要予以修整，否则可能影响乳头乳晕的血运。术后 6 ~ 8 个月，如一侧乳晕较另一侧小，可通过增加其周围锁孔的直径而改善；如一侧乳晕较另一侧大，可去除过多一侧的乳晕。如同时伴有乳头突出，可用不可吸收尼龙线于乳头乳晕深面向深部组织牵拉缝合，以纠正较为严重的乳头突出。

　　（七）乳头乳晕会聚

　　如果乳头乳晕太向内并相互向内指，称乳头乳晕会聚。这是一种较难处理的畸形，可于乳头乳晕外侧做半环形皮肤切除而纠正。如果乳头乳晕距离胸骨中线太近，内侧存在皮肤组织量不足则难以处理。有人曾描述于乳头乳晕下方做一弧形皮瓣纠正，但难以达到非常满意的效果。也可做一单纯的真皮脂肪瓣充填于内侧，改变一下乳头的指向而改善之。

　　（八）乳头乳晕位置太高

　　乳头位置太高是最具挑战性，也是最难处理的一种并发症。可于乳房下皱襞上缘切除一弧形皮肤腺体组织，将皮肤向下牵拉使腺体上推而纠正之。如乳头位置太高又不想在乳房上留下瘢痕，可于乳晕上方埋置一肾形扩张器，行皮肤扩张。二期取出扩张器时，可于乳晕下方去除一弧形皮肤，降低乳晕位置，上部创面用扩张的皮肤覆盖。

（九）乳头乳晕位置过低

乳头乳晕位置较低往往对患者影响不大，但有时也是令人不满意的一个因素。如不严重，可于乳晕上方做一半月形皮肤切除就足以解决问题。如需提高太多，可做Z成形术。单侧手术时，一定要注意Z形臂的长度和角度，以与对侧对称。

（十）不能哺乳

初期是由乳头本身的因素如乳头内陷造成的。乳房缩小术后不能哺乳大多由单纯真皮瓣做蒂的手术所致，因此，如果患者术后有哺乳要求，应尽量选用腺体蒂或真皮腺体蒂手术，以保证剩余腺体乳腺管与乳头的连续性。另外，产后应鼓励母亲哺乳婴儿，增强哺乳信心也至关重要。

（十一）溢乳

已有人报道乳房缩小术后出现溢乳的情况，分析其原因包括：①术后泌乳素（属紧张激素）分泌增加；②如果患者在服用某些激素类药物，中断后反跳现象可引起孕激素减少，泌乳释放因子增加；③吸吮反射可引起泌乳素增加，乳房缩小术中以蒂携带乳头乳晕可能有类似作用；④手术给患者造成的精神压力可造成血中激素水平升高，激活泌乳素受体；⑤泌乳素受体过度敏感。很明显，所有上述这些原因完全是一种猜测。治疗可选用溴隐停、泌乳素抑制剂等药物，以减少泌乳的产生。

（十二）肥大复发

乳房肥大的复发并不常见，但在青少年病例中乳房肥大则经常发生。这是一种特发性乳房肥大，表现为无明显诱因自行复发，或者有对激素刺激的反应如怀孕等，导致乳房继续增大。有时可施行激素治疗，像孕激素将有助于抑制其生长，但有可能对患者的将来造成不良影响。皮下乳房切除加假体植入可能对这种持续快速生长的乳房是唯一有效的治疗方法。如患者不同意全部切除，术前应向患者或其父母说明复发的可能性非常大。

（十三）囊肿

这一并发症应该可以避免，但在临床上并不少见。如果手术采用真皮蒂，去表皮时应非常仔细，必要时应采用放大镜检查以保证表皮已完全去除。虽然许多剩余的表皮可以消失，但有些可能会形成令人烦恼的囊肿而反复感染。必要时需行囊肿摘除，但有复发的可能。也可行局部全层切除，不需皮瓣转移或皮肤移植，可直接关闭切口。

（十四）乳房疼痛

如果患者有持久的乳房疼痛，通常对手术结果极不满意。但幸运的是，患者常见的感觉方面的问题不是疼痛而是麻木。疼痛感多属思想压力太大所致。如果患者术后因乳房疼痛不敢让其丈夫碰自己的乳房而影响性生活或工作时，应劝其去找心理医生咨询。

四、并发症发生的原因

（一）术前准备不足所造成的并发症

1. 病例选择错误

对手术医生来说，给生理状态不良或手术动机不纯的患者做手术是一种灾难。无论何种手术，选择合适的病例至关重要。对手术愿望不切实际、对手术不可避免的并发症不能理解者，应拒绝为其手术。术前应理直气壮地告诉患者，术后可能出现增生性瘢痕，最好将以前手术的一些照片提供给患者，不应只提供效果最好的，应客观地提供不同时期、不同瘢痕情况的照片。虽然可以告诉患者"瘢痕有消失的可能"，但往往被患者理解为所有的瘢痕都将最后消失。因此，客观地说明手术的可能结果非常必要。

存在生理疾病或手术动机不纯的患者不适合做乳房缩小术。因此手术医生术前应仔细地采集病史，做好体格检查和实验室检查，术前对患者的健康状况做出评价。

2. 术前对乳房的检查不正确

术前检查不够仔细，没有发现两侧乳房存在不对称，有时因工作繁忙没有于术前查看患者，以至于到手术台上临时进行设计。患者平卧时，乳房下垂的程度、乳房下皱襞的位置、乳房的位置等都会随之发生改变，因此应于术前进行设计，不做未经思考的手术。除此之外，可能的话，术前还应仔细审视患者的照片。即使术前不需要进行画线，也应对患者进行仔细的检查。

3. 患者对乳房的大小要求不明确

手术医生在询问患者对术后乳房大小的要求时，患者的观点往往不够明确。大多数患者要求"尽可能地小"或"您看着办吧"，这是很不明确的态度，往往成为术后患者抱怨的原因。因此术前必须明确患者所要求的乳房的大小，但绝对不能向患者保证特殊大小的罩杯型。

4. 患者与医生的关系不够融洽

如果医患关系处理得很好，治疗结果常常非常满意。这不单单是关系处理得好坏的问题，而是手术和整个医疗过程的重要组成部分，应学会真正地关心患者。如果患者认为主刀医生对其不太细心，一旦出现并发症，患者从主观上就会认为手术做得不好。

术前不应让患者感到在咨询一些较为琐碎的问题时医生有些不耐烦。如果术前患者通过信件或电子邮件予以询问而不能及时得到回应，可以说是一种严重的错误，应尽量予以避免。如果患者还想预约下次咨询的时间，应及时答应并预定会诊时间。所有这些情况均不应于术后出现问题时再费心去解释。

5. 没能及时推迟或取消手术

任何患者如果在即将手术甚至在手术当天出现医疗或动机方面的问题都不应进行手术。如因麻醉方面的原因有影响手术的一些因素，手术医生不论何时都应负有一定的责任。如果术前发现患者有急性感染，如结膜炎、脓肿等，应及时取消手术。

如果手术前一天患者出现感冒症状，有发热、咳嗽、打喷嚏或自觉过去几天有疲劳症状，应推迟手术。不应在患者术后出现发热时，手术医生还不知道发热原因究竟是病毒感染还是伤口原因或是其他部位的炎症。

6. 术前设计的乳头位置过高

术前画线时应取站立位而不应取卧位或半坐卧位确定新乳头乳晕的位置。乳头乳晕位置太高是非常严重的错误，如术前不能把握，将其放低一些不失为一种较为明智的选择，因为术后乳头乳晕位置过高较过低难以处理得多。

7. 术中体位不合适造成的并发症

患者在手术台上体位不合适可造成压迫性褥疮、肌肉过度紧张、臂丛神经损伤等，应引起重视。

（二）麻醉原因

手术医生不应对患者所采用的麻醉方法可能出现的问题漠不关心。麻醉前手术医生应该在场，注意观察伴随通气时患者胸廓的运动，注意口唇颜色、血氧饱和度、检测器读出的动脉血氧指数、血压、脉率等。这并不意味着外科医生不相信麻醉医生所做的工作，而是外科医生应随时掌握患者的一切情况。

（三）技术原因

操作粗糙、注意力不集中、疲劳等都可能是发生并发症的原因，即使是手术熟练者，这些危险依然存在。手术中值得注意的主要有以下几个问题：

1. 切口位置

即使术前已经进行切口标记，手术开始前也应再次检查切口位置。特别是采用倒 T 形切口手术方法时，于乳房下皱襞外侧切口时应特别注意，不应超出乳房下皱襞外侧端。有时术前站立位设计此切口时，往往顺患者皮肤皱褶线延续向外，而不是沿乳腺外侧缘斜行向上，以致术后切口达胸外侧壁甚至背部。垂直切口不应超过乳房下皱襞，以避免不能被乳罩所掩盖。

2. 两侧的对称性

因为乳房缩小整形术大多包括两侧乳房，因此达到两侧完全对称并不是一件很容易的事情。可能产生不对称的原因：一是术前即存在着两侧乳房不对称；二是两侧乳房由不同的医生施行手术。因此，如果是两个医生分别施行两侧手术，主刀医生必须仔细监督。

整个手术过程中，要对切下的乳腺组织随时称重，做到心中有数。术中可让患者取半坐卧位，有助于获得两侧对称。另外，还需从手术床脚端观察两侧乳房是否对称，并听取其他在场人的意见，以达到最好的效果。

3. 乳头位置

不管术前如何仔细设计，术中仍然需要仔细检查双侧乳头的位置并予以纠正。双侧乳头乳晕的位置、形状、直径都应尽量相同，主要是测量乳头到胸骨中线和乳房下皱襞的距离应该相等。用几分钟的时间仔细比较一下，可能会为日后节省几个小时的时间，甚至第二次手术。

4. 乳头乳晕的血运

术中应不定期检查乳头乳晕，随时观察其颜色和毛细血管充盈情况以判断其成活性。如果术前需注射含有肾上腺素的利多卡因，应避免注射在乳晕下方，以免因血管收缩而无法判断乳头乳晕的血供。

如果手术结束时发现乳头乳晕的血运有问题，应及时打开切口，排除蒂部扭转的可能。将蒂复位，使其重新充盈，观察一段时间看是否有改善。如果血运恢复，则需重新摆放蒂的位置，再行关闭切口。如关闭切口后再次出现血运障碍，应检查是否因切口张力过大引起，再次切除一些乳腺组织可能对改善血运有好处。如果因手术方法的原因已不允许再做乳腺组织的切除，必要时需完全去除乳晕周围甚至垂直切口的缝线，使切口二期愈合，日后再做瘢痕修整。

如果经上述处理，乳头乳晕的血运仍未恢复，国外学者有采用静脉应用荧光素看乳头乳晕对荧光素的摄入情况。如果乳头乳晕或其下方的部分蒂不能显示有荧光摄入，应行乳头乳晕游离移植并去除无血运的蒂，将乳头乳晕移植到有血运的部位。

5."猫耳"的处理

"猫耳"大多发生于倒 T 形切口的手术。手术结束时，因手术医生已经放松，有时最后的缝合由助手来做，因此不太注意"猫耳"的修整和预防，这将会给以后带来麻烦，因为这些"猫耳"大多随肿胀的消退和皮肤的回缩变小，但不会消失。预防方法是从切口两端向中间关闭切口，这样可减轻切口中间的张力，使倒 T 形切口中间交界处不易坏死，另外还可缩短乳房下皱襞的长度。但缺点是可能会增加乳头至乳房下皱襞的距离，应予以注意（不应使该距离超过 6.5 ~ 7cm）。

6.避免失血过多

仔细地剥离、细致地止血将会减少出血。但根据我们的经验，较为重要的是手术开始前于剥离区皮下注射含肾上腺素的利多卡因生理盐水，一方面可以减少术中出血；另一方面还可以减少术后的疼痛。虽然从理论上讲有可能影响蒂部血供和出现肾上腺素反跳，但临床上很少见到。必须注意的是，应保护蒂部，不应使用止血剂。

7.乳头乳晕内翻和移位

值得注意的是，手术中不应试图纠正原已存在的乳头内陷畸形，否则将会影响乳头乳晕的血供。

参考文献

[1] 齐向东，高景恒，王炜．微创美容外科学 [M]．杭州：浙江科学技术出版社,2013．

[2] 于江，曹思佳．微整形注射美容 [M]．北京：人民卫生出版社,2013．

[3] 吴念．整形外科 [M]．北京：中国医药科技出版社,2014．

[4] 艾玉峰，柳大烈．面部轮廓整形美容外科学 [M]．杭州：浙江科学技术出版社,2015．

[5] 曹思佳，张建文．微整形注射并发症 [M]．沈阳：辽宁科学技术出版社,2015．

[6] 宋建星，杨军，陈江萍．整形美容外科学全书眼睑整形美容外科学 [M]．杭州：浙江科学技术出版社,2015．

[7] （美）Joho A Long．刘虎，译．眼整形手术操作与技巧 [M]．南京：江苏科学技术出版社,2013．

[8] 孙家明，亓发芝．整形美容外科学全书乳房整形美容外科学 [M]．杭州：浙江科学技术出版社,2012．